编 委 会

中医药科技论文阅读与写作

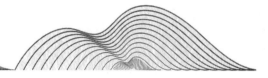

主编◎赵琼 卢玉红

四川大学出版社
SICHUAN UNIVERSITY PRESS

图书在版编目（CIP）数据

中医药科技论文阅读与写作 / 赵琼，卢玉红主编
. 一 成都：四川大学出版社，2023.6
ISBN 978-7-5690-6180-2

Ⅰ．①中… Ⅱ．①赵… ②卢… Ⅲ．①中国医药学一
科学技术一论文一阅读教学②中国医药学一科学技术一论
文一写作 Ⅳ．① R2

中国国家版本馆 CIP 数据核字（2023）第 113401 号

书　　名：中医药科技论文阅读与写作
　　　　　Zhongyiyao Keji Lunwen Yuedu yu Xiezuo
主　　编：赵　琼　卢玉红

选题策划：梁　平
责任编辑：梁　平
责任校对：杨　果
装帧设计：裴菊红
责任印制：王　炜

出版发行：四川大学出版社有限责任公司
　　　　　地址：成都市一环路南一段 24 号（610065）
　　　　　电话：（028）85408311（发行部）、85400276（总编室）
　　　　　电子邮箱：scupress@vip.163.com
　　　　　网址：https://press.scu.edu.cn
印前制作：四川胜翔数码印务设计有限公司
印刷装订：成都新恒川印务有限公司

成品尺寸：185 mm×260 mm
印　　张：10.75
字　　数：256 千字

版　　次：2023 年 10 月 第 1 版
印　　次：2023 年 10 月 第 1 次印刷
定　　价：40.00 元

扫码获取数字资源

四川大学出版社
微信公众号

前　言

　　中医药科技论文是中医药科学成果的积累和记录，是中医药科技信息存储和传递的重要载体。科学的中医药科技论文阅读方法能帮助读者高效地学习、理解和掌握前人的研究成果，良好的中医药科技论文写作技能能帮助读者有效组织信息并形成论文公开发表或交流，激发自我学习、自我研究能力和自我创新意识，提升学术素养。

　　本着简明实用的原则，本书对现有的科技论文阅读及写作相关著作进行了调研和分析，在认真总结、反复研讨、取长补短、满足需求的基础上确立了编写思路和框架，并结合中医药学科的特色，将理论、方法、实践融于一体，旨在使读者系统地理解中医药科技论文阅读和写作的基础知识，掌握中医药科技论文阅读的基本方法和内容，以及中医药科技论文写作的流程、要点、规范和要求，获得综合运用和撰写中医药科技论文的基本能力；同时，也致力于促进读者的信息意识、信息价值、信息道德等信息素质观念的形成与发展，提高读者学习、研究和创新的能力。

　　本书共分为六章。第一章中医药科技论文概述，主要介绍了中医药科技论文的概念、特点、分类、作用和基本结构。第二章中医药科技文献的检索与管理，着重讲解了科技文献检索的基础知识，中医药相关资源的检索以及科技文献的管理。第三章中医药科技论文的评价，主要探讨了高质量中医药科技论文的标准，介绍了常见的科技论文信息源评价体系、常用科学评价指标以及科技论文分析评价工具。第四章中医药科技论文的阅读，重点介绍了中医药科技论文阅读的内容、方法和技巧，以及阅读笔记的撰写。第五章中医药科技论文的写作，详细讲解了中医药科技论文的选题、写作流程、写作要点和规范表达，并结合中医药科技论文实例分别介绍了学士论文、研究型论文和综述型论文的写作，就科技论文的投稿和发表提供了指导。第六章学术道德及学术不端，探讨了科研过程中的学术道德问题，对学术不端行为进行了介绍。

　　本书在编写过程中参阅了大量的相关文献资料，在此对原作者表示衷心的感谢！感谢在编写过程中给予指导的各位专家和老师！

　　由于编者学识、水平有限，书中难免有不足和欠妥之处，敬请同行、专家和读者批评指正。

编　者

目　　录

第一章 中医药科技论文概述

中医药科技论文是科研工作者论述中医药科技领域中具有创新意义的理论性、实验性、观测性的新成果、新见解、新知识、新方法、新技术或新产品的劳动成果，对于推动人类社会发展、科学技术进步及经济繁荣昌盛至关重要。了解并掌握中医药科技论文的基础知识有利于加深对中医药科技论文的理解，辅助中医药科技论文的写作。

第一节 中医药科技论文的概念与特点

一、中医药科技论文的概念

中医药科技论文是在科学实验或研究的基础上，采取概括、判断、推理、论证和反驳等逻辑思维方法对中医药领域里的某些现象或问题进行专题研究、分析和阐述，科学地描述和揭示这些现象或问题的本质及其规律而撰写出的具有创造性结论的原始论文或一次文献。

科技论文属于应用文体，区别于其他文体文章，科技论文的研究主题更加鲜明、更加专业，各类学科都可以进行科技论文写作。无论何种学科、何种专业的何种科技论文，都具有科学性、学术性、创新性、规范性以及实践性的共同特点。

二、中医药科技论文的特点

（一）科学性

科学性是中医药科技论文最基本的要求和最重要的属性。为保证中医药科技论文的科学性，中医药科技论文在撰写过程中必须论点正确、论据可靠、论证严谨，即论点符合客观实际和科学真理，以精确可靠的数据资料为论据，通过严密的逻辑推理进行论证，使观点、理论、方法阐释清晰，反映出作者的科学思维过程和所取得的科研成果，且结论具有说服力，经得起推敲和验证。中医药科技论文的科学性主要表现在以下四个方面。

1. 论点科学性

作者在中医药科技论文撰写过程中，通常会针对研究主题所涉及的问题提出论点。论点的科学性主要体现为论点是否有依据、论点的依据是否可靠、论点表述是否准确。

作者要提出具备科学性的论点，必须正确反映客观事物的本质和规律，不能凭主观臆断提出论点。

2. 论据科学性

中医药科技论文要求以精确可靠的数据及资料等作为论据，这些数据资料可来源于实地调查、科学实验、已有文献。作者必须以严谨的治学作风和实事求是的科学态度，全面分析研究主题存在的问题，精确记录相关数据资料，使其成为论点的支柱。

3. 论证科学性

论证是以论据来证明研究主题所涉及论点的技术、方法和过程。中医药科技论文必须在论点和论据之间进行合理、周密的论证，通过科学的研究技术或方法，如实验、调查、观察等，运用概念、判断、推理对论点进行过程严密而富有逻辑性的科学论证。

4. 结论科学性

中医药科技论文应写出可靠、完整、准确的结果，得出精炼、严谨、确凿的结论。同时，中医药科技论文的结果要求可与其他类似已报道研究结果进行比较，以确定该研究的创新性。要实现结论科学性，作者在研究选题、提出假设、搜集素材、调查实验、分析推断等过程中应严格遵守逻辑学的基本规律。

（二）学术性

学术性又称为理论性，指一篇论文具有从实践中概括出来的对某一事物的理性认识的特性。学术性是中医药科技论文的本质特征，是科技论文与其他论文存在差异的一个重要标志，主要强调作者的观点、见解、主张、学识。作者站在理论高度对实验、调查、观察所得的结果进行分析，从感性认识上升到理性认识，得出具有规律性的认识和科学的结论，即科技论文侧重于对事物进行抽象的概括或论证，描述事物的发展规律和内在本质，呈现出内容的系统性和知识的专业性。

具体地说，中医药科技论文的学术性包含以下两方面的含义：一是中医药科技论文要有自己的理论体系，论证内容符合历史唯物主义和唯物辩证法，符合"实事求是""有的放矢""分析综合"的科学研究方法，要站在一定理论高度分析和总结由实验、调查、观测等所得到的结果，形成一定的科学见解，提出并解决具有科学价值的问题；二是中医药科技论文不能停留于事实、现象的罗列，要用事实和理论思维对自己所提出的科学见解或问题进行符合逻辑的抽象、概括、说理、辨析、论证或说明，将实践中的一般现象上升为理论，由此及彼，由表及里，以至达到对研究对象的客观规律性的认识。中医药科技论文侧重于对事物进行抽象的概括或论证，描述事物的发展规律和内在本质，呈现出内容的系统性和知识的专业性。

（三）创新性

创新性又称为独创性，创新是中医药科技论文的第一要素，是中医药科技论文的灵魂和价值所在，同时也是衡量论文学术水平的重要标志。可以说创新性是科学的本质，是论文的生命。中医药科技论文要求具有创新性，就要做到标新立异、不人云亦云，要能创造性地解决某一专业领域的理论问题或实践问题。中医药科技论文的创新性可以表现在研究和探索前人未曾涉及的领域，创造没有过的新技术、新工艺、新理论，为前人的立论提供新的事实材料或采用新的研究方法，纠正或补充前人的观点，可以综合前人研究以揭示今后的研究方向等。

中医药科技论文的创新是有程度区分的，其创新程度如何是相对于人类已有知识而言的。中医药科技论文中的首创性（原创性）要求论文所揭示的事物现象、特点、属性及事物运动所遵循的规律或规律的运用是前所未有的、完全首创或部分首创的，不是对前人工作的复述、模仿或解释，而是有所发现、发明、创造和前进的。中医药科技论文中出现的"首次提出""首次发现"属于最高程度的创新，在某一点上进行发展研究属于一定程度的创新，而完全重复他人的研究工作就不属于创新范畴。在实际科研工作中，很多课题研究主要是通过引进、消化、移植国内外已有的先进科学技术、理论、方法来解决本地区、行业、系统的实际问题，据此撰写的中医药科技论文只要对丰富理论、促进生产发展、推动科技进步有积极作用和效果，也视为具有一定程度的创新。

（四）规范性

规范性是指对中医药科技论文的语言文字和表述形式等要求有一定的规则和标准。也就是说，规范性要求中医药科技论文在结构和表达上遵循标准化特性，它是科技论文写作区别于人文写作或文学创作的一个重要特点。中医药科技论文要求前提完备、结构严谨、脉络清晰、符号规范、文字通顺、图表精致、演算正确、推断合理、前呼后应、自成系统。中医药科技论文不管其研究专题如何，都应该有自己的研究前提或假设、论证数据资料素材和推断过程与结论；通过推理、分析将研究主题上升到学术理论的高度，数据不可散乱无序，结论不可无事实根据、凭空捏造，而要巧妙、科学地揭示论点与论据之间的内在逻辑关系，达到论据充分、论证有力。中医药科技论文的规范性特点，决定了中医药科技论文的行文必须简洁精炼、浅显易懂，即要用通俗易懂的语言表达研究内容，揭示科学道理，做到语句通顺畅达，表达生动自然，内容深刻而完备。

中医药科技论文必须按一定格式规范撰写，以便写出的论文具有很好的可读性。目前，国家针对各种类型的论文编写制定了统一的标准，如《学术论文编写规则》（GB/T 7713.2—2022）、《学位论文编写规则》（GB/T 7713.1—2006）、《科技报告编写规则》（GB/T 7713.3—2014）；在其他技术规范方面也相应制定了统一的标准，如《有关量、单位和符号的一般原则》（GB 3101—93）、《国际单位制及其应用》（GB 3100—93）、《信息与文献 参考文献著录规则》（GB/T 7714—2015）。因此，在撰写论文时，必须按照国家相关规范要求规范写作，做到语言文字规范、名词术语规范、计量单位规范和论文格式规范等。

（五）实践性

实践性是中医药科技论文的重要特点之一，中医药科技论文在设计研究之初就要充分考虑该研究内容的实践性和现实意义。中医药科技论文的实践性主要体现在以下五个方面：一是对客观事物进行直观陈述，二是对客观事物进行抽象概括的叙述或论证，三是论证事物发展的内在本质和发展变化规律，四是具有可操作性和可重复实践验证，五是论文研究结果可广泛应用。不同学科领域的论文在理论、方法、技术或结果上的实践性表现形式不同。可从以下三个方面衡量论文的实践性：一是判断论文是否产生于学科研究和工作实践中，是否反映了科学研究的新成果、新问题；二是判断论据是否是来源于科学研究或实际调查中取得的第一手资料；三是判断是否解决或回答了学科或专业发展中提出的迫切需要解决的问题，其答案对教学、科研、管理是否有直接或间接的指导意义。医药卫生领域的相当一部分科技论文，其应用性和实践性价值往往比较直观，甚至可以直接产生社会和经济价值。

第二节　中医药科技论文的分类

中医药科技论文按照不同的分类标准有不同的分法，常见的分类方法有两种：第一种是按照写作目的和发挥的作用分为学术型论文、技术型论文和学位论文，第二种是按照研究的方法和阐述的内容分为论证型论文、科技报告型论文、发现发明型论文、设计计算型论文和综述型论文。

一、按写作目的和发挥的作用分类

（一）学术型论文

学术型论文是指中医药专业技术领域的研究人员向学术期刊、学术出版社供稿发表或向学术会议提交的以报道学术研究成果为主要内容的论文。中医药学术型论文通常报道的是中医药学科领域最新的科学技术水平、研究前沿和发展动向，所以对推动中医药学科领域的发展极具价值。鉴于学术型论文是面向同领域的专业读者，故它以报道学术研究成果为主要内容，对一般研究过程不做过多叙述。学术型论文要提供给期刊发表或提交会议交流，所以篇幅不宜过长。

（二）技术型论文

技术型论文是指中医药类工程技术人员撰写的报道制药工程技术研究成果的论文。这种研究成果在技术的先进性、科学性和实用性方面表现较为突出，主要是基于国内外已有的理论来解决中医药专业领域的技术、设备、材料、设计、工艺等具体技术问题进行的技术性研究。中医药技术型论文可直接推动中医药技术进步，推进中医药科技创新，提高社会生产力。

（三）学位论文

学位论文是作者从事科学研究取得创造性的结果或有了新的见解，并以此为内容撰写而成、作为提出申请授予相应的学位时评审用的学术论文。学位论文是学业成绩考核和评定的一种重要方式。根据授予学位的高低，学位论文可分为学士论文、硕士论文、博士论文三种。

1. 学士论文

学士论文是指大学本科毕业生申请授予学士学位而提交的作为考核和评审的论文。学士论文主要考察作者掌握大学本科阶段所学专业知识并综合运用专业知识进行科学研究的能力。学士论文要求作者对所研究主题有一定的心得体会，主题范围较窄，深度也较浅，一般不涉及复杂的课题。

2. 硕士论文

硕士论文是指硕士研究生毕业时申请授予硕士学位而提交的作为考核和评审的论文。硕士论文在考察研究生对于专业基础知识掌握广泛性和深入性的基础上，还着重考察研究生是否对所研究的题目有新的独到见解，是否具有独立从事科研的能力。硕士论文通常具有一定的深度和较高的学术价值，对提高本专业学术水平有积极促进作用。

3. 博士论文

博士论文是指博士研究生毕业时申请授予博士学位而提交的作为考核和评审的论文。博士论文重在考察作者在某一领域内是否具有渊博的知识和熟练的科研能力，是否能做出该学科领域具有前瞻性和独创性的科学研究成果。博士论文被视为重要的科技文献，具有较高的学术价值，能推动本学科领域向高水平方向发展。

二、按照研究的方法和阐述的内容分类

（一）论证型论文

论证型论文是指对中医药科学命题的论述与证明，或者是对提出的新的设想、原理、材料、模型、工艺等进行理论分析，使其完善、补充或修正的论文。如"穴位贴敷疗法治疗功能性消化不良""咳喘康复胶囊药效学研究"等都属于这一类型。

（二）科技报告型论文

科技报告型论文是指描述一项科学技术研究的结果或进展，或一项技术研究试验和评价的结果，或论述某项科学技术问题的现状和发展的论文。科技报告型论文主要包括工程方案、研究计划等。

（三）发现发明型论文

发现发明型论文是指记述被发现事物或事件的背景、现象、特性、本质及其运动变化规律和人类使用这种发现前景的论文。发现发明型论文主要阐述被发明的材料、工具、工艺、装备、系统、配方形式或方法的原理、特点、功效、性能及使用条件。

（四）设计计算型论文

设计计算型论文是指利用计算机程序设计解决某些管理问题、工程问题和技术问

题，利用计算机辅助设计和优化设计某些产品、系统、工程方案，计算模拟某些过程，调制配制某些产品或材料等而撰写的论文。

（五）综述型论文

综述型论文是指围绕某一学科或某一专题大量收集一次文献进行整理、归纳、分析、总结和概括而成的论文。综述型论文与一般科技论文的不同之处在于综述型论文不要求在研究内容上具有首创性。综述型论文通常要求作者在对已有资料进行综合分析和评价的基础上，提出在特定时期内有关专业课题的研究热点、发展演变规律和趋势。

第三节　中医药科技论文的作用和基本结构

一、中医药科技论文的作用

中医药科技论文作为重要的科学研究成果，可在专业期刊上发表，也可在学术会议及科技论坛上进行报告、交流，甚至可对科技论文的研究成果进行开发而使其转化为生产成果。中医药科技论文以促进完成科研工作为主要目的，以记录、总结科研成果为主要内容，既是科学研究的重要手段，又可以作为科研人员交流学术思想和科研成果的工具。所以，中医药科技论文可作为科研单位进行科技决策及考核科研人员的依据。一般来说，中医药科技论文的数量越多、质量越高，代表科研人员或科研单位的科技水平越高。整体上来看，中医药科技论文的作用主要体现在以下四个方面。

（一）中医药科技论文是科学积累的需要

中医药科研人员使用文字、符号和图表记录新的科学技术研究成果，收藏进人类的科学技术知识宝库，可以丰富人类的科学技术知识，共享给同时代人和后人，实现中医药科学技术的传承。

（二）中医药科技论文是科学研究的重要方法

中医药科学技术研究是一种复杂的创造性的思维活动，将中医药科学技术研究过程及结果写成论文，能使模糊的意识明确化，零散的思想系统化，肤浅的见解深刻化。另外，通过撰写论文，可以发现某些研究素材和论据的不足，确定下一步需要改进的工作，明确今后的研究方向，以产生新的认识，甚至找到有重大价值的新课题。

（三）中医药科技论文是进行科技交流的载体

中医药科技领域中许多重大的发现、发明都是从继承和交流开始的。中医药科研人员通过科技交流实现彼此科学研究思想的交换。中医药科技论文是科技交流的基础，是科技信息传递和存储的重要载体。科研成果被写成论文公开发表，就能不受时间和空间的限制流传久远。当人们从中医药科技论文中受到启发、获得灵感，解决了科学研究或生产实践中的问题时，就体现出中医药科技论文对科技和经济发展的巨大作用。

（四）中医药科技论文是反映科研成果的指标

在中医药学术领域，科研人员所发表论文的数量和质量，是评价其创造性工作效率和效果的重要指标。因此，将科技成果写成论文并及时发表，就具有十分重要的意义。此外，已发表的科技论文是确认科研人员对某项发现（或发明）拥有优先权的基本依据，这是知识产权保护的重要体现。

二、中医药科技论文的基本结构

（一）中医药科技论文结构的要求

中医药科技论文的结构安排需要围绕中心论点，严谨周密地将各个论证部分组织起来，分清主次轻重，做到层次分明、详略疏密有致。中医药科技论文结构的设计和安排应该满足以下要求。

1. 紧扣主题

中医药科技论文结构的设计和安排首要考虑紧扣主题。主题是中医药科技论文的灵魂所在，结构是主题的表现形式与手段，论文要集中围绕主题展开阐述与论证，论文结构要为突出主题服务，内容次序的安排、详略主次的配合、层次段落的确定以及叙述议论的结合等均要服从并服务于主题的需要，做到"文必扣题"。

2. 完整统一

中医药科技论文的主题要表达一个完整的思想，只有完整的结构才能表达完整的思想。完整统一要求将组成论文的各个部分有机和谐地组织在一起，使论文内容组织协调，文体格调一致，逻辑层次清楚，主题前后呼应，表述详略得当，章节间环环相扣，成为一个有机的统一体。

3. 合乎逻辑

中医药科技论文主要通过提出问题、分析问题和解决问题来揭示真理，要求其结构必须符合人类认识事物的客观规律，提出、分析和解决问题的过程要符合人们认识问题的思维规律。根据事物的逻辑关系安排结构时，有时为了更好地表现主题，可以在层次上稍做变动，但变动后的结构仍然应是结构严密、合理和合乎逻辑的。

（二）中医药科技论文的基本结构

中医药科技论文是特殊文体作品，书写格式有科学、规范的要求。一般将中医药科技论文的结构概括为四个部分，即前置部分、主体部分、附录部分和结尾部分。

1. 前置部分

前置部分又叫作文前部分，中医药科技论文的前置部分主要由题名、署名、作者单位、摘要、关键词、序或前言、中图分类号、文献标识码、资助项目、作者简介、目次页、插图和附表清单、注释表等组成。

2. 主体部分

中医药科技论文的主体部分由引言、中医药材料与方法、结果、讨论、结论、致谢、参考文献等组成，其中引言、材料与方法、结果、讨论、结论属于中医药科技论文的正文内容，致谢、参考文献属于中医药科技论文的文尾部分。

3. 附录部分

该部分为可选部分，由与中医药科技论文相关的标准、计量单位及图表组成。

4. 结尾部分

该部分为可选部分，由索引、封三、封底组成。

第二章　中医药科技文献的检索与管理

中医药科技文献的检索与管理是中医药科研活动的重要基础和支撑，对于中医药科技论文阅读与写作有重要意义。熟悉和掌握中医药科技文献检索的基础知识，可以提高中医药文献检索的效率；熟练应用文献管理与分析软件，可以让中医药科学研究更加便捷和高效。

第一节　中医药科技文献检索基础知识

开展中医药科技文献检索需要认识和了解中医药科技文献检索的基础知识，掌握常见中医药科技文献信息源的分类及常用的计算机检索技术，能根据科研需求对中医药科技文献检索结果进行评价和有效调整检索策略，从而在中医药科技活动中高效查找到所需文献资源。

一、中医药文献及中医药科技文献检索

（一）中医药文献及中医药科技文献检索的概念

用文字、图形、符号、音频、视频、代码等手段把中医药知识记录下来并保存在特定载体而形成的结合体称为中医药文献。其是中医药知识存储、交流和传播最基本的手段。

中医药科技文献检索是收集一定范围的知识信息，按照科学的方法组织和存储成有序的中医药文献信息合集，用户按需查找所需中医药文献信息的过程。中医药科技文献检索包含了中医药文献的存贮和检索两个过程。狭义的中医药科技文献检索是指在科研活动过程中，从已经加工标引、组织存贮的具有检索功能的文献信息合集中查找所需科技文献的过程。在中医药科技文献存贮和检索的过程中，使用检索语言规范统一检索标识，让检索者的检索提问与检索工具中的检索标识在表达上达到一致，从而达到最佳的中医药科技文献检索效果。

（二）中医药科技文献检索的意义

1. 为中医药科研选题提供思路

在科学研究选题的过程中，通过查阅中医药科技文献可以对中医药课题国内外研究

历史、现状及进展有一定掌握，为课题的研究价值、研究方向和研究方法等提供借鉴和参考。

2. 积累中医药科技知识，拓展研究视野

掌握全面准确的中医药文献资料，有助于扩宽科学研究的视野，加深对研究问题的认识和了解，及时跟踪中医药相关科技领域的前沿，了解最新研究方法和研究成果，从而积累知识，获得研究启发。

3. 避免不必要的重复研究

通过中医药科技文献检索和阅读，及时了解前人研究进展，避免重复别人已经研究解决的问题，及时调整课题的创新方向，从而提升研究效率。

（三）中医药科技文献检索的类型

中医药科技文献检索根据查检目的可分为原文/线索检索、事实检索和数据检索。

1. 原文/线索检索

原文/线索检索的目的是获取所需文献原文，检索结果有可能是所需文献的线索，再根据线索获取所需文献全文，如期刊论文、会议论文、学术论文、专著、科技报告等原文。

2. 事实检索

事实检索的目的是获取某一客观事实，检索结果是某一事物的具体内容或某一问题的具体答案，如检索具体名词术语、时间、人物等具体知识内容。

3 数据检索

数据检索的目的是获取文献中记载的相关数据或具体的数值，如年鉴或权威渠道公布的各种统计数据等。

二、常见中医药科技文献资源类型

根据文献的出版形式，常见中医药科技文献资源可分为图书、连续出版物、特种文献等类型。

（一）图书

凡由出版社（商）出版的不包括封面和封底在内的 49 页以上装订成册的印刷品，具有特定的书名和著者名，编有国际标准书号（ISBN），有定价并取得版权保护的出版物称为图书。图书通常是分页并形成一个物理单元的，以书写、印刷或电子形式出版的知识作品。

图书是教学和科研活动中非常重要的知识来源，与期刊等其他出版物相比，图书具有内容系统、成熟、可靠、权威等特点。科技图书常分为教科书、学术专著、科普读物、参考工具书等。

（二）连续出版物

连续出版物是有固定的名称和版式，定期或不定期出版，有统一出版形式和连续的出版序号，由专门编辑机构编辑出版的出版物，主要有期刊和报纸等资源。

1. 期刊

以同样固定的名称，定期或不定期连续出版的一种出版物，每年出版一期以上均可称为期刊。期刊根据刊期可分为周刊、半月刊、月刊、双月刊、季刊等。

2. 报纸

报纸是以刊载新闻和评论为主要内容的定期出版物，发行周期通常以天为单位，有固定的名称和版式，出版时间短，信息及时，内容新颖，是常见的科技文献资源。

（三）特种文献

特种文献是对除图书、期刊、报纸之外出版形式相对特殊的一类科技文献的统称。常见的特种文献有专利文献、标准文献、学位论文、会议文献、科技报告等。

1. 专利文献

专利文献是专利申请、审查、批准过程中所产生的各种有关文件的集合，通常检索的专利文献主要是专利说明书、专利要求书等。

2. 标准文献

标准文献是由在特定领域内必须执行的规格、定额、规划、要求等技术文件组成的技术文献体系。

3. 学位论文

学位论文通常是作者在从事科学研究的基础上撰写的学术论文，答辩通过并取得相应学位。目前检索学位论文主要是检索硕士学位论文和博士学位论文。

4. 会议文献

会议文献是国际或国内专业学术会议上宣读的学术论文或报告、发言及记录、总结等会议相关文献。

5. 科技报告

科技报告是关于某项科研工作成果或进展情况的记录，或是论述一项科技问题的现状和发展的文件。

三、中医药科技文献检索技术

（一）中医药文献检索途径

中医药文献检索途径主要来源于对中医药文献外部特征和内容特征的描述，用于查询获取中医药资源的各种标识，在计算机检索系统中常用检索字段来表达。根据中医药文献标引工作对文献外部特征和内容特征的描述，主要有以下几种文献检索途径。

1. 题名（书名、刊名、篇名）途径

在文献检索过程中根据图书书名、期刊刊名、论文篇名等来检索文献的一种检索途径。在数据库中常用题名、篇名、文献来源或刊名等字段来表达。

2. 著者（作者）途径

在文献检索过程中根据文献的著者（包括个人作者、团体作者、编者、译者、专利权人、专利申请人等）姓名及名称来检索文献的一种检索途径。在数据库中常用著者、责任者、作者、第一作者、通讯作者等字段来表达。

3. 序号途径

在文献检索过程中利用文献的各种代码、数字编制的检索标识来检索文献的一种检索途径，在数据库中常用专利号、标准号、ISBN 号、ISSN 号、药品审批号、DOI 号等字段来表达。

4. 机构途径

以作者所属机构作为检索入口来检索文献的一种检索途径。在数据库中常用机构名称、地址等字段来表达。

5. 引文途径

从文献的引用文献来展开检索的一种检索途径。有的检索工具提供引文索引，采用被引文献的题名、作者、机构等字段作为检索入口，如中国引文数据库、Web of Science 核心合集等。

6. 分类途径

根据文献所属学科类别以及在学科分类体系中的位置来检索文献的一种途径。目前多数藏书机构是根据《中国图书馆分类法》分类体系进行分类，给出相应的类名和分类号，满足从学科等方向查找文献的需要。在数据库中常用分类号字段或者分类导航来表达。

7. 主题途径

根据文献的主题内容来检索文献的一种途径。在数据库中常用主题字段来表达。中国知识基础设施工程的主题途径为文献论述的主题，万方资源服务平台的主题字段为题名、关键词、摘要字段。

8. 关键词途径

采用从文献中抽取出来的能表达文献主要内容的名词术语来检索文献的一种检索途径。在数据库中常用关键词字段来表达。

9. 主题词途径

采用揭示文献内容并经过规范化处理的主题词来检索文献的一种途径。主题词是经过人工规范化处理的能表达文献主题内容的词语，通过主题词表来控制，医学领域常用的主题词表有《医学主题词表》（MeSH）、《中国中医药学主题词表》。

（二）常用计算机文献检索技术

计算机检索是数字化时代检索科技文献常用的检索方式，其技术灵活多样。目前，常用的中医药科技文献计算机检索技术主要有布尔逻辑检索、截词检索、限定检索、二次检索、精确检索和模糊检索等。

1. 布尔逻辑检索

目前，许多专业数据库和网络信息检索系统都支持布尔逻辑检索，用布尔逻辑运算符表达不同检索词间的逻辑运算关系，从而完整表达用户的检索要求。常用的布尔逻辑运算符有逻辑"与"（AND）、逻辑"或"（OR）、逻辑"非"（NOT）三种。

（1）逻辑"与"。

逻辑"与"是表示连接的两个或多个检索词同时满足的一种逻辑关系，常用"AND""＊"或空格来表示，逻辑运算符前后各留一个空格。如要表达检索的文献同时包含检索词"A"和检索词"B"，表达式常用"A AND B""A ＊ B"或"A B"。例如，检索包含当归和黄芪的相关文献，可以用"当归 AND 黄芪""当归 ＊ 黄芪"或"当归 黄芪"进行检索。用逻辑"与"连接多个检索词时，检索词间为限制或交叉的关系，只有包含逻辑"与"连接的全部检索词的文献才满足检索要求，因此，逻辑"与"常用来缩小检索范围。

（2）逻辑"或"。

逻辑"或"是表示连接的两个或多个检索词是并列的一种逻辑关系，常用"OR"或"＋"来连接检索词，逻辑运算符前后各留一个空格。如要表达检索的文献包含检索词"A"或检索词"B"中的任意一个，表达式常用"A OR B"或"A ＋ B"。例如，检索冬虫夏草或虫草方面的相关文献，可以用"冬虫夏草 OR 虫草"或"冬虫夏草 ＋ 虫草"进行检索。用逻辑"或"连接多个检索词时，检索词间为并列的关系，用逻辑"或"连接的检索词只要在文献中出现任意一个即可满足检索要求，因此，逻辑"或"常用来扩大检索范围。

（3）逻辑"非"。

逻辑"非"是表示排除的一种逻辑关系，常用"NOT"或"－"来连接检索词，逻辑运算符前后各留一个空格。如需要检索包含检索词"A"，但不包含检索词"B"的文献，表达式常用"A NOT B"或"A － B"。例如，检索含有当归但不包含黄芪的相关文献，可以用"当归 NOT 黄芪"或"当归 － 黄芪"进行检索。用逻辑"非"连接两个检索词起排除的作用，满足符号前一个检索词且排除符号后一个检索词的文献才满足检索要求，因此，逻辑"非"常用来缩小检索范围。

需要注意的是，各个检索系统的逻辑运算符略有区别，使用时应注意根据系统使用说明选择相应的逻辑运算符。此外，当检索需求比较复杂，需要运用多个逻辑运算符来表达时，三种逻辑运算符的运算顺序为：优先运算逻辑"非"（NOT），然后是逻辑"与"（AND），最后是逻辑"或"（OR）。需要改变优先运算顺序的内容用"（ ）"来表达。

2. 截词检索

截词检索是在检索过程中保留检索词词干，使用截词符在适当位置截断的检索方法，常运用于外文检索系统。不同的检索系统支持的截词符可能会有不同。截词检索分为无限截词和有限截词，常用的截词符有 $*$ 、？、$ 等。$*$ 常用来表达无限截断，一个截词符可以代表 $0\sim n$ 个字符。？和 $ 常用来表达有限截断，一个截词符可以代表 $0\sim1$ 个字符。根据截词符所处的位置，截词检索可以分为左截词、中截词和右截词三种。例如，f？？t 为中截词，可以检索到包含有 foot、feet 等词的文献；pain $*$ 为右截词，可以检索到包含有 pain、painful、painless 等词的文献。

截词检索通常可以扩大检索范围，采用截词检索时，要充分考虑截词符号所放的位置、截断的字符数量，如果保留词干太短，容易造成误检。

3. 限定检索

限定检索是将检索词限定在检索系统中的某些特定字段进行检索。各个检索系统都会对不同的检索途径设定相应的检索字段，每个字段会设定相应的字母代码来表示。例如，中国知网常用的检索字段有题名（TI）、作者（AU）、关键词（KY）、摘要（AB）、作者单位（AF）等。

4. 二次检索

二次检索是在同一检索系统中在前一次检索结果的基础上，再添加检索词与逻辑运算符，以进一步优化检索过程。目前大部分检索系统都有二次检索功能。

5. 精确检索和模糊检索

精确检索就是要求检索结果与检索词完全匹配的相关文献才会被命中，避免系统将一个完整概念或完整词组拆分成单个的字或词进行匹配，常用于缩小检索范围。模糊检索是检索时检索结果包含所给检索词即可，允许检索结果与检索词有一定差异，与检索词相关或相似的词都会被命中，常用于扩大检索范围。

（三）中医药科技文献检索策略

制定检索策略是中医药科技文献检索过程中非常重要的一个环节，合理的检索策略有助于快速高效地检索到所需相关文献资源。

1. 检索策略的制定

文献检索策略通常是在分析检索需求的基础上，选择相应的检索工具，根据需要选择合适的检索途径和检索词，合理安排各检索词之间的逻辑关系，初步进行检索，并对检索结果进行评价。如果检索结果不理想，调整相应的检索策略再进行检索，直至获得理想的检索结果。

2. 检索效果的评价

检索效果的评价是衡量检索结果对用户检索需求的满足程度，目前评价检索效果的主要指标有查全率和查准率，常用二者反映该检索过程在当前检索系统的检索效果。查全率用来评价检索结果的全面性，查准率用来评价检索结果的准确性。在实际检索过程中，应根据实际检索需求综合考虑，二者兼顾，以达到理想的检索效果，实现查检文献既全面又准确的这一目的。

3．检索策略的优化

中医药科技文献检索过程中，通常一次查索并不能马上得到最理想的检索效果，需要结合检索需求和检索情况优化检索流程，以检索到更加全面和准确的科技文献。例如，检索词的选取以及检索条件间的组配调整，都会对检索结果产生很大的影响。

（1）扩大检索范围的方法。

在检索结果过少的情况下，需要扩大检索范围，提升查全率。可以考虑用逻辑"或"的组配添加检索词的同义词、近义词进行检索，减少逻辑"与"的使用，采用上位概念检索词进行检索，采用分类检索时选用上位类分类进行族性检索，减少字段限定，放宽时间限定，合理使用截词检索等检索技术进行优化。

（2）缩小检索范围的方法。

在检索结果过多的情况下，需要缩小检索范围，提升查准率。可以考虑使用逻辑"与"连接检索词，用逻辑"非"排除干扰因素，使用专指性比较强的词或词组作为检索词，增加字段、语种、年代范围等限定条件，采用精确检索等检索技术进行优化。

第二节　图书馆中医药资源检索

在众多文献信息机构中，图书馆尤其是高校图书馆科技文献信息资源丰富多样，更新快且获取便捷。因此，认识和了解图书馆的功能和资源有助于用户及时准确地获取相应中医药文献资源。

一、中医药纸质图书检索

（一）联机公共检索目录

目前大部分图书馆都在网络上开通联机公共检索目录（Online Public Access Catalog，OPAC）服务，可帮助用户通过计算机网络查询馆藏信息，实现馆藏资源的共建共享。如中国国家图书馆联机公共检索目录查询系统提供了馆藏图书、期刊、报纸、论文、古籍、音乐、影视、缩微等类型资源的检索。其他公共图书馆、学校图书馆及各研究机构图书馆等，大部分均建有联机公共目录查询系统，通过这些目录查询系统可查看各单位的纸质资源、电子资源、古籍文献等馆藏文献信息。

（二）馆藏中医药纸质图书检索及借阅

中医药纸质图书检索是从图书馆获取中医药资源信息的一种常用方式，图书馆基于联机公共目录查询系统提供纸质图书借阅功能。

1. 检索方法

进入需要检索的联机公共目录查询系统，在系统资源类型中选择"图书"，再选择题名、著者、中图分类号、出版者等检索字段开展检索。

2. 获取索书号及具体馆藏信息

索书号是用于索取图书的编号，索书号的重要组成部分是各图书馆依据分类检索语言给图书分配的学科分类号。目前，国内各高校图书馆主要使用的分类检索语言为《中国图书馆分类法》，共有 22 个大类，分类号由大写字母和数字构成，其中，R2 代表中国医学。各图书馆的索书号还根据自己的实际情况在分类号后加上流水号或作者号码、出版年代等信息，方便读者了解图书所属学科、出版年代、所在位置等信息。读者根据索书号和具体馆藏地址等信息到相应书架提取图书，再用自己的借阅证进行纸质图书借阅。例如，在某图书馆中图书《黄帝内经》的索书号为"R221/4712/2018"，如图 2－1 所示。其中，分类号 R221 代表中国医学中的"内经"；4712 代表作者四角号码；2018 代表出版年代。

12. [图书] 黄帝内经

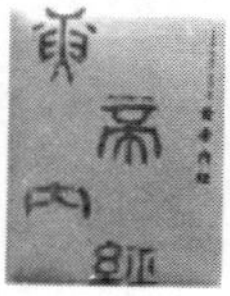

索书号：R221/4712/2018
责任者：杨建峰主编
出版信息：汕头大学出版社；2018；978-7-5658-3453-0
内容与摘要附注：《黄帝内经》以对话体为主，通过黄帝与岐伯等臣子的对话系统地反映

图 2－1　纸质图书索书号

二、中医药电子图书检索

随着信息技术的发展，电子图书以其获取方便、易于检索、形式多样等优势成为数字资源中的重要组成部分。目前国内检索中医药电子图书常用的电子图书数据库有超星数字图书馆、中医数字图书馆等。

（一）超星数字图书馆

超星数字图书馆有电子图书约 130 万种，其中包括珍善本民国图书等稀缺文献资源，学科内容涵盖《中国图书馆分类法》中的 22 个学科大类，自然科学、社会科学等图书均有囊括。

1. 检索方法

（1）基本检索。

可根据主页左侧"图书分类"进行分类浏览，也可在首页右上方检索框下方选择书名、作者、目录、全文等检索字段，在检索字段对应的检索框中输入检索词，点击"检索"按钮进行检索。

（2）高级检索。

高级检索允许检索者在检索框中输入书名、作者、年代等一项或多项条件进行组合检索，各条件间的逻辑关系为逻辑"与"，如图2-2所示。

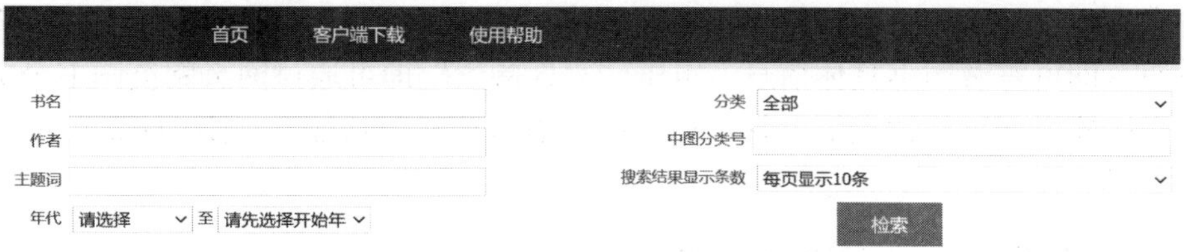

图2-2　数字图书高级检索

2. 检索结果

超星数字图书馆的阅读模式有超星阅读器阅读、网页阅读、PDF 阅读三种。如需下载图书到本地电脑，需先安装超星阅读器，安装完毕后点击检索结果页面的"下载本书"或在超星阅读器阅读界面点击"下载"均可下载到本地电脑进行阅读。

（二）中医数字图书馆

中医数字图书馆平台是由中国中医药出版社整合中医药出版资源打造的数字阅读平台，有网页端和微信端两种访问方式。平台收录的图书包含中国中医药出版社出版的教材教辅、考试用书、中医古籍、学术著作、科普生活以及年鉴、法律法规和标准在内的工具书等。资源内容还涵盖全国中医药院校规划教材、中医执业医师考试资格用书、中国古医籍丛书、中医经典文库、百年百名中医临床家丛书等独家核心资源。

1. 检索方法

（1）基本检索。

中医数字图书馆平台有图书分类和专题分类两种分类浏览模式，也可在首页检索框中输入检索词，点击"检索"按钮进行检索。

（2）高级检索。

高级检索可在检索框中输入书名、作者、年代等一项或多项条件，采用布尔逻辑组配以后进行检索，在数据库中搜索符合相应条件的图书。高级检索的"书名"和"出版社"等字段还支持模糊检索和精确检索，可根据需要点击下拉菜单进行选择，如图2-3所示。

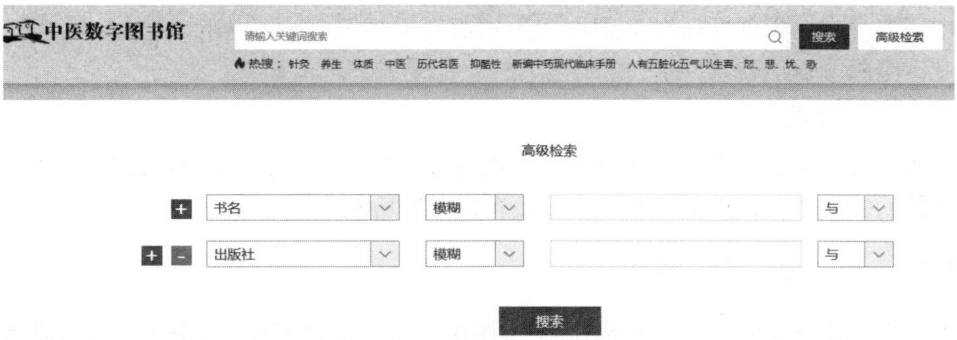

图2-3　中医数字图书馆高级检索

2. 检索结果

在中医数字图书馆平台检索出结果以后，选择所需图书，点击所选图书或"查看详情"按钮，即可查看图书具体信息，点击"立即阅读"即可通过网页阅读图书全文，无需安装阅读器。网页阅读提供书签、标记和"书内检索"功能，"书内检索"可实现全文检索。

三、中医药古籍文献资源检索

随着信息技术的发展，读者可以通过一些古籍文献数据库阅读检索古籍文献资源。目前常见的中医药古籍数据库有中医典海、书同文古籍数据库、中华医典、中医古籍类书库、中华经典古籍库等数据库和平台。

（一）中医典海

中医典海古籍数据库是汇集了历代中医药典籍的大型全文古籍数据库，收录先秦至晚清中医药典籍 1000 种，内容涉及医经、本草、诊法、方书、针灸、临症各科、养生及医案、医话、医论等领域。

1. 检索方法

中医典海古籍数据库提供分类检索、条目检索、全文检索和高级检索等功能。

（1）分类检索。

中医典海古籍数据库分类检索可根据医经、本草、诊法、方论、针灸、外治等类别选择相应书目进行浏览。

（2）条目检索。

中医典海古籍数据库条目检索可根据古籍文献的书名进行检索，如检索《黄帝内经》。

（3）全文检索。

中医典海古籍数据库全文检索可在某本古籍的全文中检索特定内容，如需检索《肘后备急方》中有关青蒿的内容，可在数据库的检索功能处点击"全文检索"，然后在"检索字词"字段输入"青蒿"，在"书名"字段输入"肘后备急方"。

（4）高级检索。

中医典海古籍数据库高级检索可用布尔逻辑运算符 AND、OR、NOT 来对检索词进行逻辑组配，表达检索要求。

2. 检索结果

中医典海古籍数据库的阅读采用还原式页面，左图右文逐页对照的阅读方式，支持繁简字体的转换，提供书签、批注、下载和打印等功能。

（二）书同文古籍数据库

书同文古籍数据库由《四部丛刊》《中国历代石刻史料汇编》《中医中药古籍大系》等一系列古籍资源全文检索系统构成。该书电子版底本采用北京大学图书馆馆藏上海涵芬楼影印《四部丛刊》。共计收书 478 种、3134 册、23.25 万页、9000 余万字，每编内皆分经、史、子、集四部。数据库提供跨库检索和单库全文检索等功能。

四、整合检索

目前，多数高校图书馆构建了基于自己馆藏的一站式检索系统，可以同步检索到本馆纸质图书、纸质期刊、电子图书、电子期刊等资源信息。国内目前比较常见的一站式检索系统有超星读秀学术搜索平台和百链资源文献统一服务平台。

（一）超星读秀学术搜索平台

超星读秀学术搜索平台能实现图书、期刊、报纸、学位论文、专利、标准等文献内容的一站式检索，提供大量中文元数据搜索，并提供部分电子图书的试读及文献传递服务。

1. 检索方法

（1）基本检索。

基本检索的资源类型有知识、图书、期刊、报纸、学位论文、会议论文等，检索字段包括全部字段、书名、作者、主题词、丛书名、目次等。选择相应的资源类型和检索字段，输入检索词即可进行检索。

（2）高级检索。

以图书的检索为例，高级检索允许检索者在检索框中输入书名、作者、年代等一项或多项条件进行检索，系统默认各检索添加为逻辑"与"组配关系。检索由中国中医药出版社出版的、书名中包含"针灸甲乙经"的图书，具体操作如图 2-4 所示。

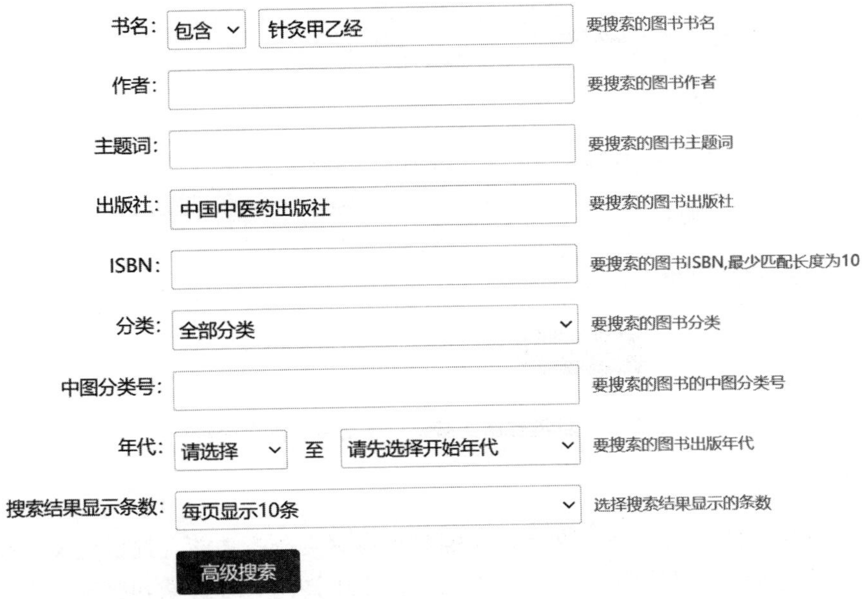

图 2-4　超星读秀学术搜索平台图书高级检索

2. 检索结果

以图书的检索为例，检索结果可以看到本馆纸质图书和电子图书相关信息，包括书名、作者、出版社、页数、内容提要等信息。有权限的图书可以进行全文阅读和下载，部分没有全文权限的图书可以试读和申请文献传递图书中部分内容。

（二）百链资源文献统一服务平台

百链资源文献统一服务平台是目前许多高校采用的一个跨资源类型的整合检索平台，它将超星读秀学术搜索的功能嵌入平台，通过百链资源文献统一服务平台实现期刊、报纸、学位论文、会议论文、专利、标准、音视频等文献的一站式检索，提供非书资源的文献传递服务。

1. 检索方法

（1）基本检索。

百链资源文献统一服务平台提供的资源类型有期刊、报纸、学位论文、会议论文等。以期刊检索为例，检索字段有全部字段、标题、作者、刊名、关键词等，选择资源类型和字段后输入检索词即可进行检索。

（2）高级检索。

在百链资源文献统一服务平台期刊检索的高级检索界面，选择标题、作者、刊名、关键词等检索字段，输入检索词。高级检索支持多个检索条件的布尔逻辑组配。检索标题中含有"新型冠状病毒"和"核酸检测"的文献，具体操作如图2-5所示。

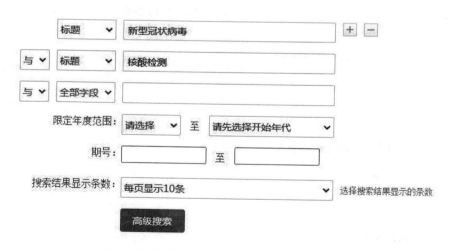

图2-5　百链资源文献统一服务平台高级检索

2. 检索结果

百链资源文献统一服务平台期刊检索的结果有聚类分析功能，提供类型、年代、学科、期刊种类等检索结果的统计。检索结果提供中国知网、维普期刊服务平台、万方数据资源服务平台、EBSCO数据库及图书馆文献传递等获取途径。

第三节 中文数据库检索

各类学术数据库是查检者获取中医药文献资源的重要途径，通过数据库可以获取中医药科技文献的线索信息及原文。中国知识基础设施工程、维普中文期刊服务平台、万方数据知识服务平台等数据库是目前国内影响力和利用率都较高的综合性中文资源全文数据库，也是检索中医药科技文献资源常用的中文数据库。

一、中国知网

中国知识基础设施工程（China National Knowledge Infrastructure，CNKI）（https://www.cnki.net/）也称中国知网。中国知网检索平台涵盖的资源类型有学术期刊、学位论文、会议、报纸、年鉴、专利、标准、成果、图书、学术辑刊、特色期刊等，集检索、导航、阅读和下载功能为一体。学科范围覆盖基础科学、医药卫生科技、哲学与人文科学、社会科学、经济与管理科学、工程科技等多个学科领域，是目前常用的中文全文数据库之一。

（一）检索方法

中国知网检索平台提供基本检索、高级检索、专业检索、作者发文检索、句子检索、出版物检索等方式，默认为跨库检索，可同时检索多种资源类型。中国知网检索平台支持布尔逻辑组配，两个检索词中间的空格默认为逻辑"与"的关系。

1. 基本检索

进入中国知网检索平台，系统默认检索方式为基本检索，如图2-6所示。中国知网检索平台基本检索提供文献检索、知识元检索及引文检索。文献检索功能可以检索、阅读和下载文献原文，知识元检索功能可以提供基于百科、词典、手册、工具书等的相关内容，引文检索功能可以提供文献引文、引证报告等分析功能。

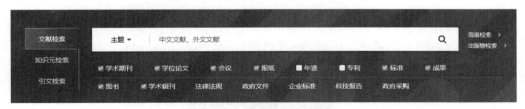

图2-6 中国知网基本检索

2. 高级检索

中国知网检索平台设有高级检索功能，高级检索可进行检索词间的布尔逻辑组配检索，或者通过检索词和作者、期刊名称等多个检索条件的组配来进行检索，如图2-7所示。

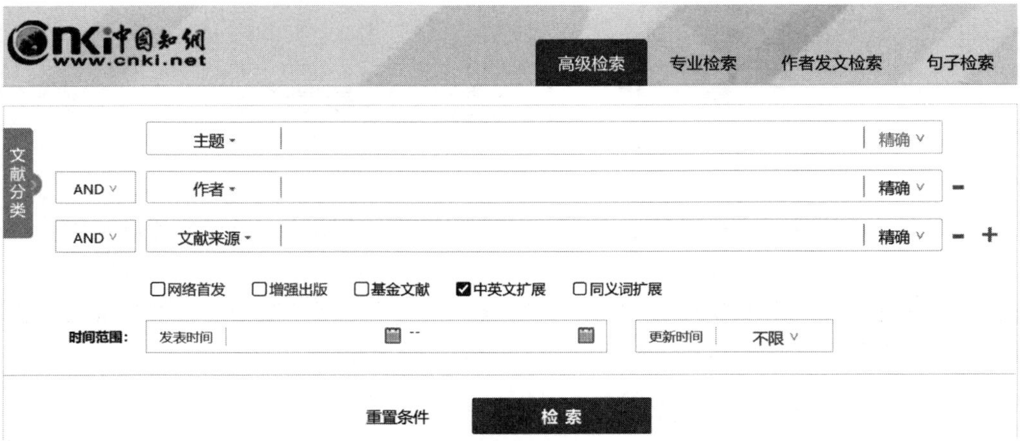

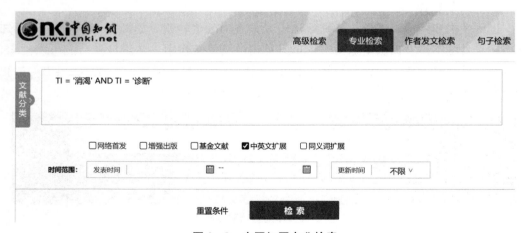

图 2-7　中国知网高级检索

高级检索可以选择文献分类，可以在检索区中点击检索框后的"＋""－"来增加或者减少检索框，检索框数量最多为 10 个。检索时通过布尔逻辑符的选择来决定各检索框之间的逻辑关系，在每个检索框中支持运算符"＊""＋""－"的布尔逻辑关系。除主题外的检索字段支持精确检索和模糊检索。

3. 专业检索

中国知网专业检索通过字段代码、匹配运算符、检索词来构造检索式。所有符号和英文字母都必须为英文半角字符输入，布尔逻辑运算符（AND、OR、NOT）前后都空一个空格，优先级需用英文半角（）来表示。

例如：TI='消渴'AND TI='诊断'，表示检索结果为"消渴"和"诊断"两个检索词同时在标题字段出现的文献，如图 2-8 所示。

图 2-8　中国知网专业检索

4. 作者发文检索

作者发文检索支持作者和作者单位的布尔逻辑组配，以及精确检索和模糊检索的选择，提供作者、第一作者、通讯作者、作者单位等字段供选择。

5. 句子检索

句子检索是位置检索，限定两个或多个检索词出现的位置在同一句子中或是同一段中。句子检索支持多个检索条件的布尔逻辑组配检索。

6. 出版物检索

中国知网检索平台出版物检索界面的"出版来源导航"提供出版物导航、期刊导航、学术辑刊导航、学位授予单位导航、会议导航、报纸导航、年鉴导航、工具书导航等选项。每种导航的检索项各不相同，以期刊导航为例，在期刊导航中提供学科导航、核心期刊导航等导航方式，其中，学科导航按照基础科学、医药卫生科技、哲学与人文科学等学科分类进行导航，核心期刊导航按《中文核心期刊要目总览》收录相应期刊。可根据导航进行浏览，或者在检索框中输入刊名等期刊信息进行检索。

（二）检索结果

中国知网检索平台的检索结果显示主要有检索结果聚类分析、各库检出文献统计、检索策略显示、检索结果排序和下载、检索结果列表等。用户可以进行排序、分析、在线阅读、下载等操作，并可通过精确筛选得到最终的检索结果。

1. 检索结果聚类分析

中国知网检索平台可以通过主题、发表年度、文献来源、文献类型、学科、作者、机构及基金对结果进行分组浏览，实现检索结果文献的分组。

2. 检索结果排序和下载

中国知网检索平台可以按照相关度、发表时间、被引、下载次数排序，系统默认按发表时间降序排列，将最新发布的文献排在最前面。点击"下载"栏目下的箭头可以进行下载，点开检索结果列表中的文献标题也能阅读和下载全文。

3. 导出与分析功能

在中国知网检索平台检索结果列表中勾选所需文献，在"导出与分析"模块可以选择"导出文献"和"可视化分析"功能，可将选择文献批量下载，以 xls、doc、文献管理格式等形式保存到本地计算机。也可以选择"已选结果分析"或"全部检索结果分析"进入计量可视化分析界面，实现指标、总体趋势、关系网络、各项分布等形式的分析统计。

4. 知网节

文献知网节是中国知网检索平台提供的单篇文献的详细信息和扩展信息浏览页面。检索到每篇文献，点开文献后，页面会显示文章目录，文献知网节可以通过作者、关键词、作者单位、参考引证等多种方法揭示知识之间的各种关联，形成主题网络和引文网络。

（三）检索示例

题目：检索在北大核心期刊发表的有关当归药理作用的期刊论文。

检索分析：

（1）检索需求学科范围为中药学领域，主要概念为"当归""药理"，所需文献资源类型为期刊论文，期刊来源为北大核心期刊。

（2）选择单库"学术期刊数据库"进行检索。

（3）检索字段为主题或者篇关摘字段，检索词为当归、药理，在检索结果列表左侧聚类分析处的"来源类别"处勾选"北大核心"。

（4）检索表达式为：当归 AND 药理。也可以通过中国知网检索平台"高级检索"构建检索表达式进行检索，在限定条件的"来源类别"处勾选"北大核心"，如图 2-9 所示。

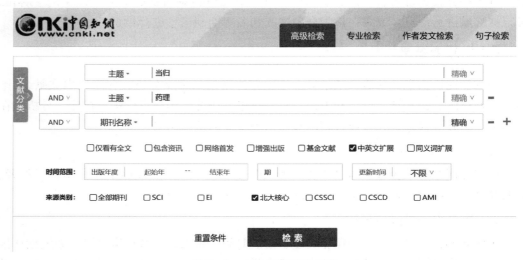

图 2-9　中国知网检索示例

二、维普中文期刊服务平台

维普中文期刊服务平台（http：//qikan.cqvip.com/）资源类型为期刊论文，累计收录期刊 15000 余种，现刊 9000 余种，文献总量 7000 余万篇，具有期刊导航、期刊评价报告、期刊开放获取等检索服务功能。学科范围覆盖经济、管理、医药卫生、农业科学等多个学科领域，是目前常用的中文全文数据库之一。

（一）检索方法

维普中文期刊服务平台提供基本检索、高级检索、检索式检索、期刊导航等方式。维普中文期刊服务平台支持布尔逻辑检索、二次检索、精确检索与模糊检索等检索技术。

1．基本检索

维普中文期刊服务平台的基本检索和高级检索与中国知网检索平台类似。基本检索选择需要的检索途径，系统默认字段为"任意字段"，直接在检索框中输入与所选字段匹配的检索词即可进行检索，检索框中两个或多个检索词中间的空格，系统默认为逻辑

"与"的运算关系。

2. 高级检索

在高级检索中，可以点击检索框后的"+""－"来增加或者减少检索框，检索框最多可以增加到 5 个。维普中文期刊服务平台支持布尔逻辑组配，支持 ＊（逻辑"与"AND）、＋（逻辑"或"OR）、－（逻辑"非"NOT）逻辑组配，检索时可通过选择布尔逻辑运算符来连接各检索框之间的逻辑关系。

除任意字段以外，其余字段维普中文期刊服务平台均提供同义词扩展功能，系统提供检索词的同义词列表，有助于扩大检索范围。维普中文期刊服务平台提供精确检索和模糊检索两种匹配方式，高级检索界面可以进行时间、期刊范围、学科范围的限定，如图 2－10 所示。

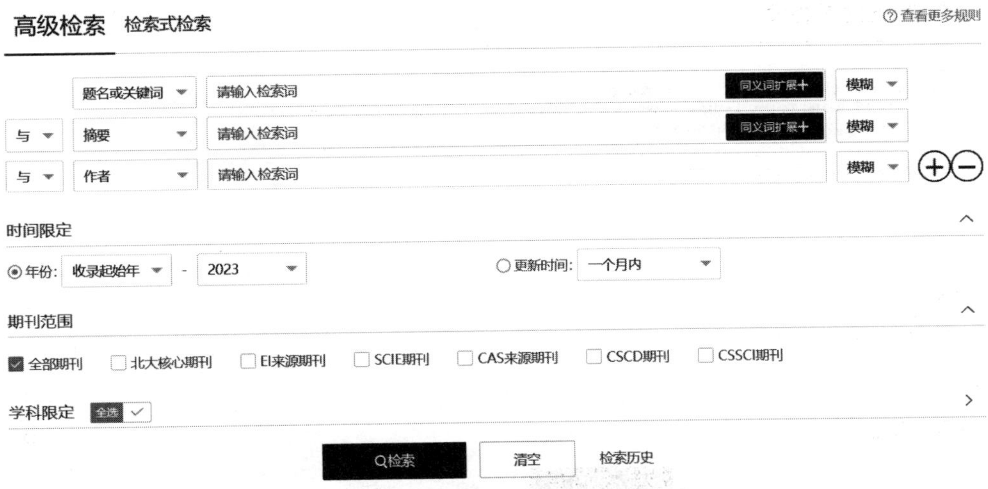

图 2－10　维普中文期刊服务平台高级检索

3. 检索式检索

检索式检索支持用专业检索表达式进行检索，可以在检索框中使用布尔逻辑运算符对多个检索词进行组配检索。维普中文期刊服务平台支持逻辑运算符 AND（逻辑"与"）、OR（逻辑"或"）、NOT（逻辑"非"），常用字段标识符有 U＝任意字段、M＝题名或关键词、K＝关键词、A＝作者、J＝刊名、T＝题名等字段。

4. 期刊导航

维普中文期刊服务平台左上角有"期刊导航"板块，期刊导航提供浏览和期刊检索两种方式，在浏览和检索期刊以后，可以按期刊的年代和期数浏览期刊相应内容。

（二）检索结果

维普中文期刊服务平台的检索结果可以在前一次结果的基础上，通过增加检索词实现"在结果中检索"和"在结果中去除"两种二次检索方式，以缩小检索范围。

维普中文期刊服务平台检索结果提供"在线阅读""下载 PDF""OA 全文链接"

"原文传递"等获取原文的方式。

（三）检索示例

题目：检索论文题名含有阿尔茨海默病或老年痴呆症的诱发因素的相关文献。

检索分析：

（1）本数据库中专业检索需要检索的字段为题名字段，用"T="表示。

（2）检索词"阿尔茨海默病""老年痴呆症"布尔逻辑用 OR 连接，优先运算，检索词"诱发因素"用 AND 连接。

（3）在维普中文期刊服务平台中，专业检索表达式为：T=（阿尔茨海默病 OR 老年痴呆症）AND T=诱发因素（如图 2-11 所示）。

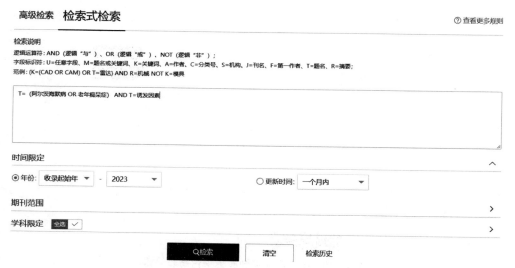

图 2-11　维普中文期刊服务平台检索式检索

三、万方数据知识服务平台

万方数据知识服务平台（https://www.wanfangdata.com.cn/）是一个集成多种类型资源的综合性中文资源服务平台，涵盖的资源类型有期刊、硕博士学位论文、会议文献、报纸、专利、标准、地方志等，具有期刊导航、万方选题、万方分析等服务功能。平台中包含的资源子库有中国学术期刊数据库、中国学位论文全文数据库、中国学术会议文献数据库、中外科技报告数据库、中外专利数据库、中外标准数据库、中国科技成果数据库、中国法律法规数据库等。学科范围覆盖自然科学、工程技术、医药卫生、农业科学、哲学政法等多个学科领域，是目前常用的中文全文数据库之一。

（一）检索方法

万方数据知识服务平台提供基本检索、高级检索、专业检索、作者发文检索等方式，系统默认进行跨库检索。支持布尔逻辑检索、二次检索、精确检索与模糊检索等检索技术。

1. 基本检索

万方数据知识服务平台的基本检索、高级检索与中国知网检索平台类似。两个或多个检索词之间的空格系统默认为逻辑"与"的运算关系。

2. 高级检索

万方数据知识服务平台高级检索中的"主题"字段包含题名、关键词、摘要字段。支持布尔逻辑运算符 AND（与）、OR（或）、NOT（非）组配。与中国知网检索平台不同的是，万方数据知识服务平台不支持运算符"＊/＋/⌃"的检索，需要用"AND/OR/NOT"的大写或小写代替，"＊/＋/⌃"会被视为普通检索词。例如，检索糖尿病或消渴，表达式为：糖尿病 or 消渴（如图 2-12 所示）。

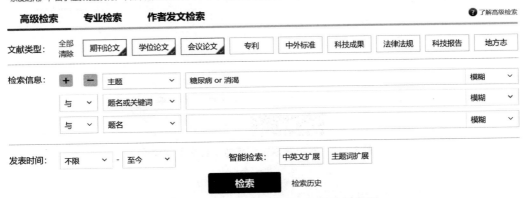

图 2-12　万方数据知识服务平台高级检索

3. 专业检索

万方数据知识服务平台专业检索可以用表达式进行检索。在选定检索所需资源类型后，采用字段和检索词的组配来编写专业检索表达式。万方数据知识服务平台专业检索通用的检索字段有全部、主题、题名或关键词、题名、关键词、摘要、DOI 等字段，采用的逻辑关系为 AND（与）、OR（或）、NOT（非）。

4. 作者发文检索

万方数据知识服务平台作者发文检索可以输入作者和作者单位名称进行检索，支持模糊检索和精确检索。

（二）检索结果

万方数据知识服务平台提供"在线阅读""下载""引用""原文传递"等处理功能。

（三）检索示例

题目：检索成都中医药大学发表的论文题名中包含有"新型冠状病毒"的期刊论文。

检索分析：

（1）资源类型选择期刊论文。

（2）检索字段为题名字段。

（3）专业检索表达式为：题名："新型冠状病毒"and 作者单位："成都中医药大学"（如图 2-13 所示）。

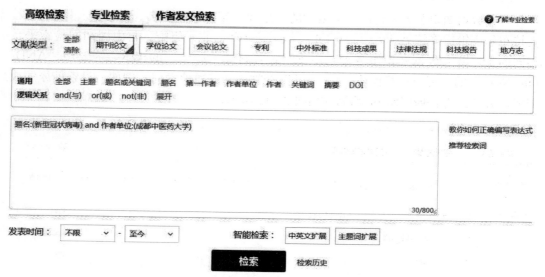

图 2-13　万方数据知识服务平台专业检索

第四节　外文数据库检索

外文数据库是科研人员查阅外文文献的重要渠道。目前，生物医学及其相关领域常用的外文数据库主要有 PubMed 数据库、Web of Science、外文医学信息资源检索平台、ScienceDirect 数据库、Ovid LWW 数据库等。这些数据库也是检索外文中医药科技文献的常用平台。

一、PubMed 数据库

PubMed 数据库（https://pubmed. ncbi. nlm. nih. gov/）是用于检索生物医学外文文献常用文摘型数据库之一，免费向互联网上所有用户开放。收录资源内容涉及基础医学、临床医学、护理学、口腔医学、预防医学等生物医学及健康领域及相关学科。PubMed 数据库的文献记录主要来源于 MEDLINE 等数据库，其中 MEDLINE 的文献记录经过医学主题词（MeSH）标引，提供主题词途径检索。

（一）检索方法

PubMed 数据库提供基本检索、高级检索、主题词检索、期刊检索等检索方式。支持布尔逻辑组配，支持使用 AND、OR、NOT 这 3 种布尔逻辑运算符，检索词和布尔逻辑运算符大小写不限。PubMed 数据库也支持通配符和截词符检索，用 * 代表 0 至无限个字符。例如，用 cell * 可以检索出含有 cell、cells、cellular 等词的文献。

1. 基本检索

PubMed 数据库有自动语词匹配的功能，在首页检索框中输入检索词后，系统会自动将检索词转换以后再进行匹配。系统会依次将检索词在 MeSH 转换表、刊名转换表、作者全称转换表、作者索引转换表中进行检索。在检索结束后，可以通过高级检索页面中的检索历史与检索详情"History and Search Details"中的"Details"查看系统自动词语匹配的实际检索过程。

例如，输入 liver cancer，系统会自动到（MeSH）医学主题词转换表中转换为正式主题词"liver neoplasms"进行检索，除此以外，还会在所有字段中检索 liver and neoplasms、liver cancer、liver and cancer。符合上述条件中一项，即命中相关文献，如图 2-14 所示。

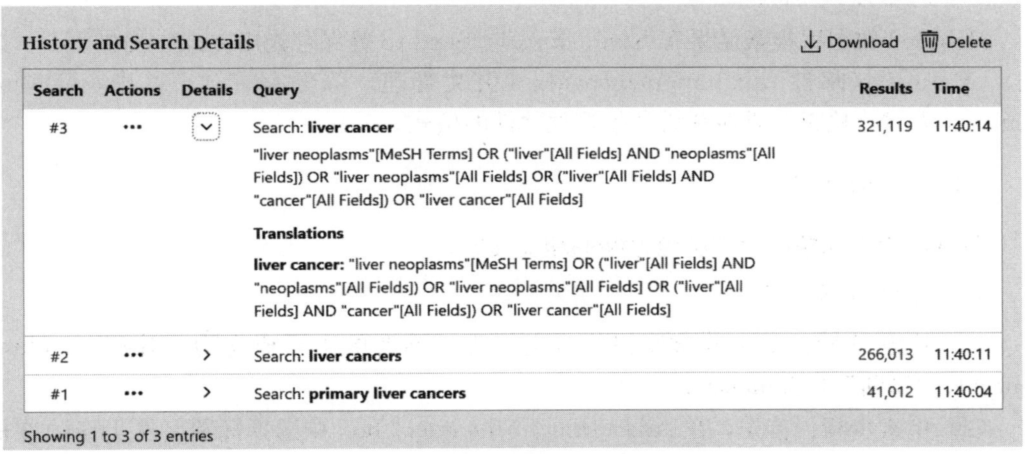

图 2-14　PubMed 数据库自动匹配功能

2. 高级检索

PubMed 数据库高级检索编辑器由 Add terms to the query box（检索式构建器）、Query box（检索提问框）、History and Search Details（检索历史与检索详情）3 部分组成。高级检索的使用类似中国知网，在检索式构建器中选择检索字段，输入检索词，在下拉菜单中选择"ADD"按钮添加到检索提问框；再在检索式构建器中选择检索字段，输入检索词，选择与上一次输入检索项的布尔逻辑关系，添加到检索提问框；依次添加检索提问项，最后点击"Search"按钮，即可完成检索。

3. 主题词检索

PubMed 数据库支持主题词检索，在 PubMed 数据库首页"Explore"下点击

"MeSH Database"即可进入主题词检索界面。MeSH Database 能检索到关键词在 MeSH 中对应的规范化主题词。

（二）检索结果

PubMed 数据库的检索结果有显示、筛选、保存和打印等处理方式。

1. 检索结果的显示

在 PubMed 数据库检索结果页面，通过"Display options"按钮可以对检索结果的显示模式进行设置和修改。系统默认显示格式为 Summary（题录）格式，可以选择 Abstract（摘要）格式、PubMed、PMID（PubMed 唯一识别码）等格式。

PubMed 数据库检索结果有 Best match（最佳匹配）、Most recent（最近新增）、Publication date（出版日期）、First author（第一作者）、Journal（刊名）等排序方式。

2. 检索结果的筛选

PubMed 数据库可根据筛选选项对检索结果进行筛选。PubMed 数据库的筛选选项有文献年度结果、文献权限、文献属性、文献类型、出版日期及附加过滤器。在附加过滤器中可以对语种、性别、学科、期刊分类、年龄等条件进行筛选。

3. 检索结果的输出

PubMed 数据库检索结果有 Save、Email、Send to 等保存输出方式，提供 File（文档）、E-mail（邮件）、Citation manager（引文管理）等保存方式。其中，Citation manager 方式将检索结果保存为文献管理软件的格式。

（三）检索示例

题目：检索标题中含有肺癌诊断的相关文献。

1. 高级检索示例

（1）检索分析：要求检索字段为标题字段，涉及的主要概念为"肺癌"（lung cancer）、"诊断"（diagnosis）。

（2）检索步骤：首先，在 Add terms to the query box 中选择标题字段 Title，在检索框中输入检索词 lung cancer，点击"ADD"，添加到 Query box；其次，在 Add terms to the query box 中选择标题字段 Title，在检索框中输入检索词 diagnosis，选择与 lung cancer 的逻辑关系为逻辑"与"AND，点击"AND"，即可在 Query box 中看到检索式为：（lung cancer [Title]）AND（diagnosis [Title]），如图 2-15 所示，点击"Search"按钮，即可得到检索结果。

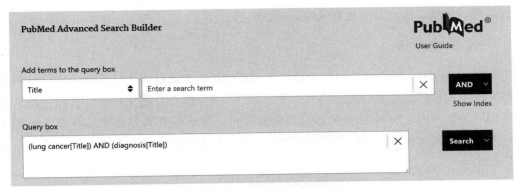

图 2—15　PubMed 数据库高级检索示例

2. 主题词检索示例

（1）检索分析：本次检索采用副主题词和正式主题词组配的方式，涉及主题是肺癌，需要通过 MeSH Database 检索到肺癌的正式主题词。

（2）检索步骤：首先，在 PubMed 数据库首页进入 MeSH Database 检索界面，输入检索词 lung cancer，找到正式主题词 Lung Neoplasms，点击 Lung Neoplasms。其次，在副主题词区域中勾选 diagnosis、diagnostic imaging 等代表诊断含义的副主题词；再次，点击 Add to search builder，检索式为：（"Lung Neoplasms/diagnosis"［Mesh］OR "Lung Neoplasms/diagnostic imaging"［Mesh］），如图 2－16 所示。最后，点击"Search PubMed"按钮，即可得到检索结果。

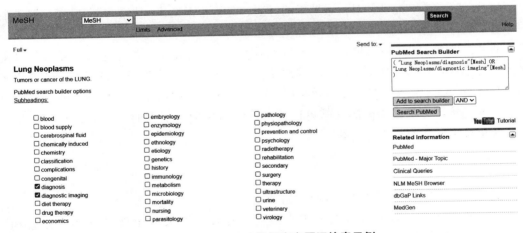

图 2—16　PubMed 数据库主题词检索示例

二、Web of Science

Web of Science（https://www.webofscience.com）是国际权威的科学技术文献索引数据库。其核心合集的资源包含 Science Citation Index Expanded（SCIE）、Social Sciences Citation Index（SSCI）、Arts & Humanities Citation Index（A&HCI）等。Web of Science 核心合集涵盖自然科学、工程技术、生物医学、政治、经济、法律、教

育、心理、地理、历史等研究领域的高质量资源。

（一）检索方法

Web of Science 核心合集的基本检索界面有文献检索和研究人员检索，可以分别从文献和研究人员的途径开展文献检索。Web of Science 核心合集支持布尔逻辑组配，支持使用 AND、OR、NOT 这 3 种布尔逻辑运算符，检索词和布尔逻辑运算符大小写不限。Web of Science 核心合集支持截词检索。用 * 代表 0 至无限个字符，用 ？代表 0 至 1 个字符。

1. 文献检索

文献检索的字段可以选择所有字段、主题、标题、作者、出版物标题、出版年、所属机构等。基本检索：选择字段后在检索框中输入检索词即可进行检索。高级检索：可以采用多个字段和检索词用布尔逻辑组配后进行检索。

2. 研究人员检索

研究人员检索可以输入作者姓和名，选择研究人员对应的组织机构进行检索。输入研究人员姓和名检索出结果后，系统会提供相应的作者姓名、组织机构、学科类别、国家/地区等精炼检索选项，可以勾选相应的内容进行精炼检索。

化学结构检索可以输入化合物名称、绘制化学结构式等方式进行检索。

（二）检索结果

Web of Science 提供针对检索结果的过滤、分析检索结果、生成引文报告、创建跟踪服务、检索数据的输出以及文献获取等功能。

Web of Science 检索结果页面提供高被引论文、热点论文、综述论文、开放获取文献的快速筛选，还可以按照出版年、文献类型、数据库、研究方向等进行检索结果的筛选。Web of Science 本身是文摘型数据库，网络版 Web of Science（WOS）整合了第三方的全文链接，有链接指向的文献可以通过检索结果记录下方的"出版商处的免费全文"等链接指向相应全文并下载。

（三）检索示例

题目：检索针灸治疗糖尿病方面的相关文献。

（1）检索分析：本题目可以采用高级检索完成，涉及的主要概念为"糖尿病"（diabetes）、"针灸"（acupuncture）。检索字段可以采用主题字段，SCI 的主题字段包含的内容为检索标题、摘要、作者关键词和 Keywords Plus。

（2）检索步骤：首先，选择主题字段，在检索框中输入检索词 diabetes，点击"添加到检索式"按钮。其次，在检索框中输入检索词 acupuncture，选择与 diabetes 的逻辑关系为"AND"，点击"添加到检索式"按钮，检索式为：（TS=（diabetes））AND TS=（acupuncture）（如图2-17所示）。点击"检索"按钮，即可得到检索结果。

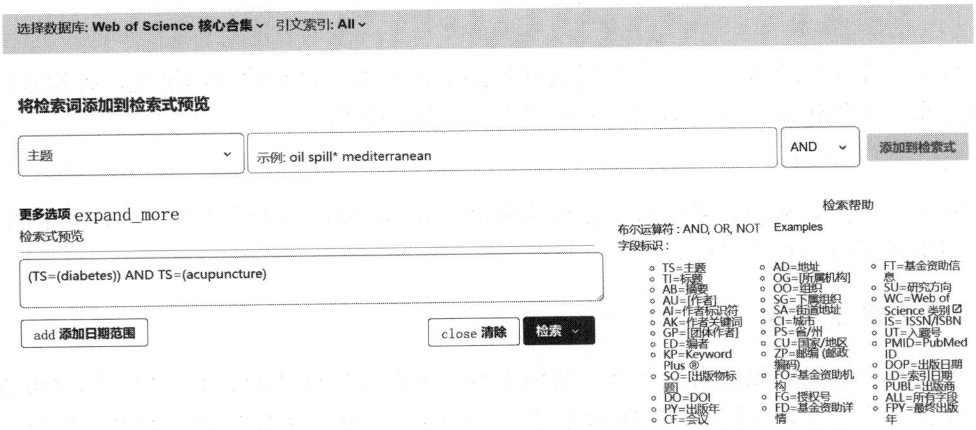

图 2-17　Web of Science 检索示例

三、外文医学信息资源检索平台

外文医学信息资源检索平台收录 1990 年至今的外文生物医学期刊 10000 多种，其数据源为 Pubmed 资源、开放获取资源以及其他免费资源。平台对网络中的文献数据进行了有效的整合，为用户提供多种高效便捷的全文获取通道。

（一）检索方法

外文医学信息资源检索平台提供基本检索、专业检索、高级检索、主题词检索、期刊导航检索等检索方式。平台支持布尔逻辑组配，支持使用 AND、OR、NOT 这 3 种布尔逻辑运算符，检索词和布尔逻辑运算符大小写不限。平台支持通配符和截词符检索。用 * 代表 0 至无限个字符。例如，用 treat * 可以检索出含有 treat、treatment 等词的文献。

1. 基本检索

外文医学信息资源检索平台基本检索选择检索字段，输入检索词后，检索框会自动生成相应检索表达式，同时支持时间限定、文献类型限定。例如检索题名中包含"lung cancer"的文献，具体操作如图 2-18 所示。

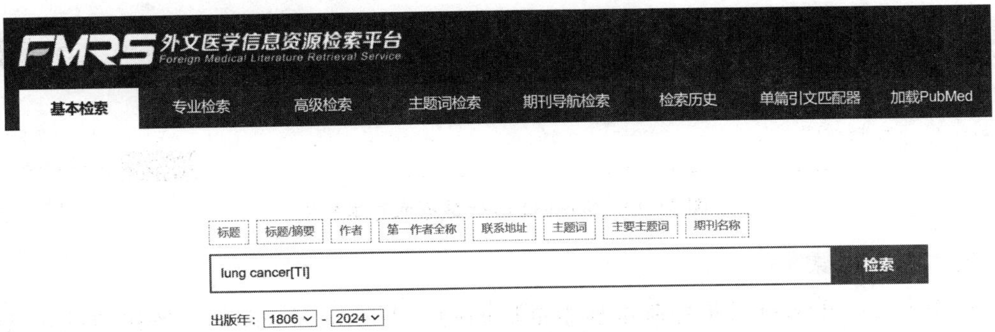

图 2-18　外文医学信息资源检索平台基本检索

2. 高级检索

外文医学信息资源检索平台高级检索功能支持检索字段和检索词组配，各检索框间可通过布尔逻辑组配，支持时间、文献类型、年龄等限定。

3. 主题词检索

外文医学信息资源检索平台主题词检索需先在 MeSH 中找到检索词对应的主题词，再利用主题词检索相关文献。

（二）检索结果

外文医学信息资源检索平台检索结果支持题录和文摘格式的显示，检索结果可以通过附件过滤器过滤，支持 SCIE 期刊收录、PubMed 文献、文献类型、物种、性别、年龄、语种等过滤设置。检索结果可通过"第三方网站免费下载全文"链接服务下载原文。

四、ScienceDirect 数据库

ScienceDirect 数据库（http://www.sciencedirect.com）是全球著名的科技、医学全文数据库之一，ScienceDirect 数据库是爱思唯尔（Elsevier）出版集团的核心产品，研究人员可以通过 ScienceDirect 数据库迅速链接到 Elsevier 出版集团丰富的电子资源，包括期刊全文、单行本电子书、参考工具书、手册以及图书系列等。

（一）检索方法

ScienceDirect 数据库提供基本检索、高级检索、浏览导航等检索方式。

1. 基本检索

ScienceDirect 数据库首页检索框即提供基本检索功能。检索字段主要有 Keywords（关键词）、Author name（著者姓名）、Journals/books title（图书/期刊名称）、Volume（卷）、Issue（期）、Pages（页码）等字段，如图 2-19 所示。检索时根据需要选择一个或多个检索框输入内容进行检索，如果在多个检索框中输入检索词，则不同检索字段间为逻辑"与"（AND）的运算关系。ScienceDirect 数据库检索词不区分大小写，在进行词组或短语检索时，需对检索词使用英文半角双引号。

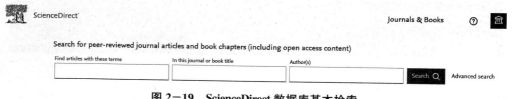

图 2-19 ScienceDirect 数据库基本检索

2. 高级检索

点击 ScienceDirect 数据库基本检索框后面的"Advanced search"按钮即进入高级检索界面。检索框的字段系统默认在全文中检索，可以在 Journal or book title（刊名/

书名)、Year（s）（出版）、Author（s）（作者）、Author affiliation（作者机构）等多个检索字段进行限制检索。

3. 浏览导航

ScienceDirect 数据库首页检索框上方有 Journals & Books（期刊与图书）导航浏览功能，可按字母顺序浏览数据库收录的图书和期刊资源。系统支持按 Physical Sciences and Engineering（物理科学与工程）、Life Sciences（生命科学）、Health Sciences（健康科学）、Social Sciences and Humanities（社会科学与人文）四大学科主题浏览文献。ScienceDirect 数据库首页还支持按 Browse by Publication Title（出版物名称字母顺序）浏览。

（二）检索结果

ScienceDirect 数据库的检索结果页面有显示、筛选、保存等操作方式。全文下载格式为 PDF 格式。检索结果页面的"Refine"功能，可从 Years（出版年代）、Article type（文献类型）、Publication title（出版物名称）、Subject areas（学科领域）、Access type（获取方式）等角度对检索结果进行精炼。勾选检索结果后，可点击"Export"按钮将结果以 RefWorks、RIS、BibTeX、text 等格式导出，再导入 EndNote 等文献管理软件。

五、Ovid LWW 数据库

Ovid LWW 数据库（http：//ovidsp. ovid. com/autologin. html）可为全球众多医师、专业临床医生、护理人员和医科学生提供高质量的医学文献资源。Ovid LWW 共出版 280 余种医学期刊，超过 60%的期刊被 SCI 收录。

（一）检索方法

Ovid LWW 数据库提供 Basic Search（基本检索）、Find Citation（引文检索）、Search Fields（字段限定检索）、Search Fields（高级检索）、Multi-Field Search（多字段检索）、Limits（限定检索）等检索方式。

1. 基本检索

Ovid LWW 数据库基本检索默认检索词在篇名、文摘、全文等字段进行检索，输入检索词后可搭配文献类型、出版年等限定条件进行检索，限定条件可自定义，如图 2－20所示。

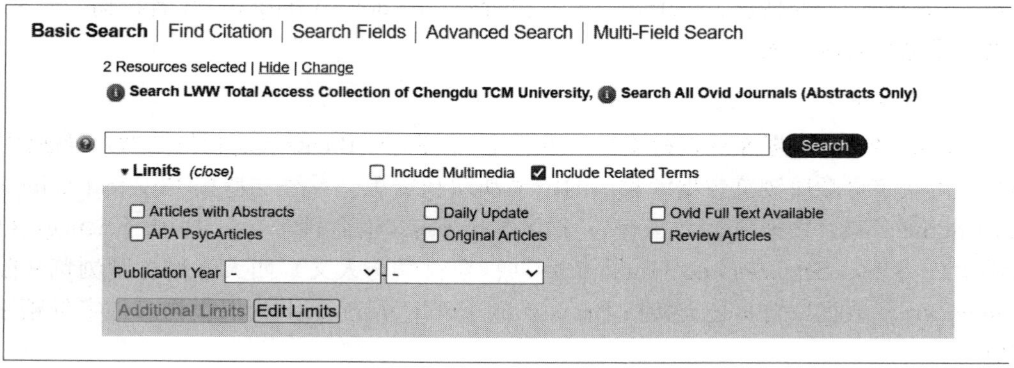

图 2-20　Ovid LWW 数据库基本检索

2. 高级检索

Ovid LWW 数据库高级检索可选择 Keyword（关键词）、Author（作者）、Title（标题）、Journal（期刊）等字段进行检索，限定条件可自定义。

（二）检索结果

Ovid LWW 数据库检索结果页面显示检索词、检索结果数量、文献题录信息及获取方式等，文献题录信息下方提供 Abstract（文摘）、Article as PDF（文献全文）、Cite（引用）等结果处理方式。

六、其他外文数据库

（一）Embase 数据库

Embase 数据库（https：//www. embase. com）是爱思唯尔（Elsevier）推出的生物医学与药理学文摘数据库，前身为著名的荷兰《医学文摘》。Embase 收录的资源涉及生物医学的所有学科，覆盖各种疾病、药物和医疗器械信息，并且涵盖了大量北美洲以外（欧洲和亚洲）的医学刊物。

（二）SciFinder 数据库

SciFinder 数据库（https：//scifinder. cas. org）由美国化学会旗下的美国化学文摘社出品，涵盖化学及相关领域如化学、生物、医药、工程、农学、物理等多学科、跨学科的文献、物质和反应信息。SciFinder 数据库收录的文献类型包括期刊、专利、会议论文、学位论文、图书、技术报告、评论和网络资源等。

（三）SpringerLink 数据库

SpringerLink 数据库（http：//link. springer. com）是世界著名的科技出版集团德国施普林格开发的学术资源平台。Springer 公司在我国开通 SpringerLink 服务，资源学科覆盖生物与生命科学、医学等领域。资源类型有图书、期刊、参考工具书、实验指南等，提供学科浏览和资源检索功能。

（四）EBSCO 数据库

EBSCO 数据库（https://search.ebscohost.com）包含综合性学术期刊全文数据库（Academic Search Premier，ASP）和综合性商业资源数据库（Business Source Premier，BSP）等数据库。其中，ASP 提供超过 10000 种期刊、200 多种非期刊类全文出版物的索引和文摘，4500 多种期刊的全文，学科领域包括社会科学、人文科学、教育学、计算机科学、工程学、物理学、化学、语言学、艺术、文学、医学、种族研究等。BSP 提供超过 6000 种期刊、10000 多种非刊全文出版物的索引及摘要，2100 种期刊的全文，学科领域包括管理、市场、经济、金融、会计、国际贸易等。

第五节　开放获取及网络资源检索

一、开放获取

（一）开放获取概述

1. 开放获取的定义和基本特征

开放获取（Open Access，OA），又称为开放存取、开放阅览、公共获取等，是国际学术界、出版界、信息传播界为推动科研成果的广泛传播，允许任何用户在线无偿获取，不受版权及许可限定的学术资源。其具有以下基本特征：依托网络技术，通过互联网获取；作者出版付费，读者永久免费获取资源；作者保留版权，对读者限制少，在尊重作者版权的前提下，可散布、打印、复制、传播衍生品等；传播速度快，利用率高。

2. 开放获取的类型

（1）开放获取期刊（Open Access Journals，OAJ）。

开放获取期刊是经过同行评审，读者或机构可以免费检索、下载、复制或使用的网络型电子期刊。其出版形式与其他期刊不同，开放获取期刊的编辑评审、出版、资源维护费用均由作者或其他机构承担，不需用户承担。

根据期刊开放程度，可分为完全开放获取期刊、延时开放获取期刊、部分开放获取期刊。完全开放获取期刊指对用户完全开放，用户可实时免费获取期刊的全部内容；延时开放获取期刊指期刊在出版一段时间后，用户才可以免费获取的期刊；部分开放获取期刊指同一期刊中，用户只可免费获取部分内容。

（2）开放获取仓储（Open Access Repositories，OAR）。

开放获取仓储是作者本人将报告、论文、数据、声像文件等各种文献存放在公共可获取的网站上而形成的文献仓储，又称 OA 仓储。开放获取仓储根据内部资源的收录范围和对外开放程度，又可分为学科仓储和机构仓储。学科仓储是指按照学科或主题领域进行内容组织的开放存取仓储，机构仓储是对机构所创建的内容进行组织的开放存取仓储。机构仓储一般由大学图书馆、研究机构、政府部门等创建和维护，对机构内部的所有学术产出成果进行开放存取。

其他形式的开放获取包括个人主页、学术论坛、文件共享网络、博客等。相对于前两种形式，其他形式开放获取的资源质量参差不齐，使用时需鉴别。

（二）常见的开放获取资源

1. Socolar（http://www.socolar.com）

Socolar 是国内开发的一个资源整合平台。平台学科覆盖全面，可以检索到全球各地、多语种的重要开放获取资源及免费的全文链接，目前可检索到开放获取文章 1500 余万篇。平台提供期刊浏览、简单检索、高级检索等多种检索功能。

2. DOAJ（http://doaj.org）

DOAJ（Directory of Open Access Journals）是由瑞典隆德大学图书馆创建的一个开放获取期刊目录系统。该系统收录的期刊一般经过同行评议或编辑进行质量控制，因此具有较强的学术性、研究性，对科学研究具有很高的参考价值。该系统支持刊名检索、论文检索、期刊浏览等检索功能。

3. 中国科技论文在线（http://www.paper.edu.cn）

中国科技论文在线是经教育部批准创建的科技论文网站。该网站打破传统出版物的流程，无需传统评审、修改、编辑、印刷等程序，只需投稿者遵守国家相关法律，内容为学术范围内的讨论，有一定学术水平，基本理论正确，且符合中国科技论文在线的基本投稿要求，一般均可发表。这种方式可方便、快捷地发表成果和新观点。中国科技论文在线可为在本网站发表论文的作者提供该论文发表时间的证明，并允许作者同时向其他专业学术刊物投稿，保护原创作者的知识产权。该网站提供期刊浏览、基本检索、高级检索等多种检索功能。

4. HighWirepress（http://home.highwire.org）

HighWirepress 是由美国斯坦福大学图书馆创立的全球知名的免费数字学术文献全文平台，收录的文献覆盖生命科学、人文科学、医学、物理学和社会科学等众多学科。目前通过 HighWirepress 可检索到的期刊已达千余种，平台提供题名、出版者、关键词、学科等检索功能。

5. OALib（http://www.oalib.com）

OALib（Open Access Library）为开放存取图书馆，提供 OA 存储库、OALib 期刊库、OA 预印本、外来预印本和后印本的存储，涵盖科技、医学、人文社科等多个领域，为读者提供全面、及时、优质的免费阅读科技论文。

6. OAJS（http://www.cujs.com/oajs）

OAJS 即开放阅读期刊联盟，由高校自然科学学报研究会发起，加入该联盟的中国高校自然科学学报会员承诺，期刊出版后，在网站上免费提供全文给读者阅读，或者应读者要求，在 3 个工作日之内免费提供各自期刊发表过的论文全文。读者可以登录各会员期刊的网站，免费阅读或索取论文全文。

7. 科学公共图书馆（https://www.plos.org）

科学公共图书馆（The Public Library of Science，PLoS）是为科技人员和医学人员服务的非营利性学术组织，旨在推广世界各地的科技和医学领域的最新研究成果。PLoS 出版了 12 种生命科学与医学领域的开放获取期刊，均可以免费获取全文。

8. COAJ（http://www.coaj.cn）

中国科技期刊开放获取平台（China Open Access Journals，COAJ）是一个开放获取、学术性、非营利的科技文献资源门户。该平台集中展示、导航中国开放获取科技期刊，提升中国科技期刊的学术影响力。

二、搜索引擎

（一）搜索引擎概述

搜索引擎（search engine）是指根据一定的策略，运用特定的计算机程序从互联网上搜集信息，对信息进行组织和处理后，将用户检索的相关信息展示给用户，为用户提供检索服务的系统。其具有操作简单、时效性强、超文本的多链接性等特点。搜索引擎包括全文搜索引擎、目录搜索引擎、垂直搜索引擎等。

学术搜索引擎是以学术信息资源为检索对象的专业搜索引擎。检索资源主要包括图书、论文、文档信息、会议以及学术站点等互联网上的学术资源。对这类资源的爬行、抓取、索引，可帮助用户过滤无关信息，获取学术资源。

（二）常见的学术搜索引擎

1. 百度学术（http://xueshu.baidu.com）

百度学术是一个提供海量中英文文献检索的学术资源搜索平台。百度学术的数据来源为中国知网、维普中文期刊服务平台、万方系列数据库、SpringerLink、NCBI 等国内外学术站点，涵盖各类学术期刊、会议论文、学位论文、图书等文献类型。目前收录文献资源总量约 7 亿篇，可免费获得 1.6 亿篇学术资源。

（1）百度学术基本搜索。

用户只需在百度学术搜索框内输入检索词或检索式，点击"百度一下"即可以在所有字段完成一次检索。如输入检索词"糖尿病"，点击"百度一下"，可在所有字段检索，如图 2-21 所示。

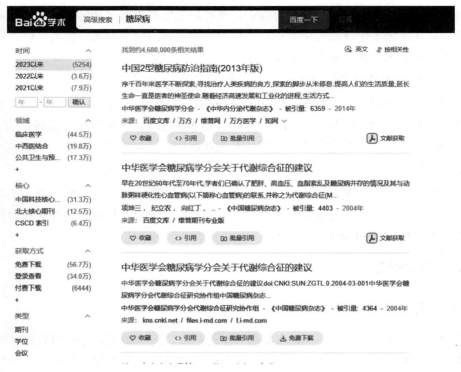

图 2-21　百度学术基本搜索界面

（2）百度学术高级搜索。

高级搜索提供包含全部检索词、包含精确检索词、包含至少一个检索词、不包含检索词、出现检索词的位置、作者、机构、出版物、发表时间、语言检索范围 10 个选项。高级检索界面可以选择一个检索入口，也可以同时选择多个检索入口，如图 2-22 所示。

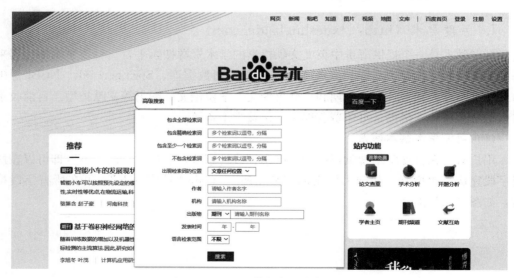

图 2-22　百度学术高级搜索界面

高级搜索说明：

①包含全部检索词：对输入检索词及对检索词分词后进行检索，如输入"儿童哮喘"，即可在全字段检索出含有"儿童""哮喘""儿童哮喘"的文献。

②包含精确检索词：使用双引号""，如输入"儿童哮喘"，在全字段出现"儿童哮喘"才会命中。

③包含至少一个检索词：输入多个检索词，检索词之间用逗号，文章中只要出现一个检索词即可命中。

④不包含检索词：不搜索某个或某几个检索词。

⑤出现检索词的位置：可以选择检索词出现在文章任何位置或者位于文章标题。

⑥作者：输入作者的姓名即可对该作者的发文进行检索。

⑦机构：输入机构名称即可对该机构的发文进行检索。

⑧出版物：可以选择期刊或者会议，输入期刊名称或者会议名称即可检索。

⑨发表时间：可以根据检索需求，选择检索某段时间内发表的文章。

⑩语言检索范围：根据检索需求，选择中文、英文，或者中英文同时检索。

2．Medscape（http://www.medscape.com）

Medscape 是美国 Medscape 公司推出的医学搜索引擎，是优秀的医学专业门户网站之一。该网站内容更新快，涵盖医学专业全面，报道内容丰富，免费向公众提供临床医学全文文献和继续医学教育资源。检索方式支持布尔逻辑算符及词组精确检索。

3．cnpLINKer（http://cnplinker.cnpeak.com）

cnpLINKer（中图链接服务平台）是国内开发的一个国外期刊网络检索平台。现已收录 50 多个国家和地区的 3000 多家期刊出版公司出版的 3 万多种期刊信息，并保持时时更新。该平台为用户提供查询检索功能、电子全文链接及期刊国内馆藏查询功能，并具有国外 OA 期刊查询、检索、免费浏览和下载功能。

4．OAIster（http://www.oclc.org/oaister.en.html）

OAIster 是美国密歇根大学研究推出的开放存取资源搜索引擎，可检索医学、农业、天文、生物、化学、计算机科学、生态学等众多学科领域的图书、期刊、图像等资源，可以选择作者、题名、主题、语言、资源类型等字段进行检索，同时也支持布尔逻辑检索。

5．BASE（https://www.base-search.net）

BASE 是德国比菲尔德大学图书馆研制的多学科学术搜索引擎，提供全球异构学术资源的集成检索服务。平台收录图书、论文、报告、音视频、图像等多种资源。首页可切换英文、中文等多种语言文字，支持按照文献类型、杜威十进分类法浏览资源。

三、网站资源

政府部门、行业机构等组织基于业务服务的需要建立了对外开放的门户网站，有些门户网站可为科学研究提供查询相关文献、事实、数据的途径，下面就常见的网站资源进行介绍。

（一）中华人民共和国国家知识产权局（https://www.cnipa.gov.cn）

该网站是由国家知识产权局建立的政府性官方网站，如图2-23所示。网站收录来自105个国家、地区和组织的专利数据，包括著录项目、摘要、说明书全文、外观设计图形。中国专利数据每周二、周五更新，滞后公开日7天。国外专利数据，每周三更新。引文数据，每月更新。同族数据、法律状态数据每周二更新。公众均可免费进行专利检索。检索方式支持常规检索、高级检索、药物检索、导航检索等。

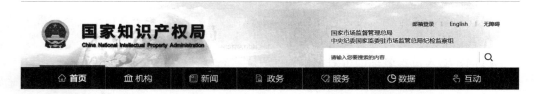

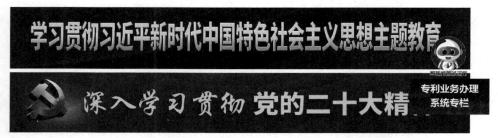

图2-23　中华人民共和国国家知识产权局首页

1. 常规检索

常规检索支持检索要素、申请号、公开（公告）号、申请（专利权）人、发明人、发明名称6个字段。支持运算符AND、OR、（）。日期支持间隔符"-""."，支持如下格式：YYYY-MM-DD、YYYY.MM.DD、YYYYMMDD、YYYYMM、YYYY。

2. 高级检索

高级检索支持申请号、申请日、公开（公告）号、公开（公告）日、发明名称、IPC分类号、申请（专利权）人、发明人、优先权号、优先权日、摘要、权利要求、说明书、关键词14个检索字段，如图2-24所示。用户只需在检索入口输入检索内容或在检索式编辑区编辑检索式即可实现检索。

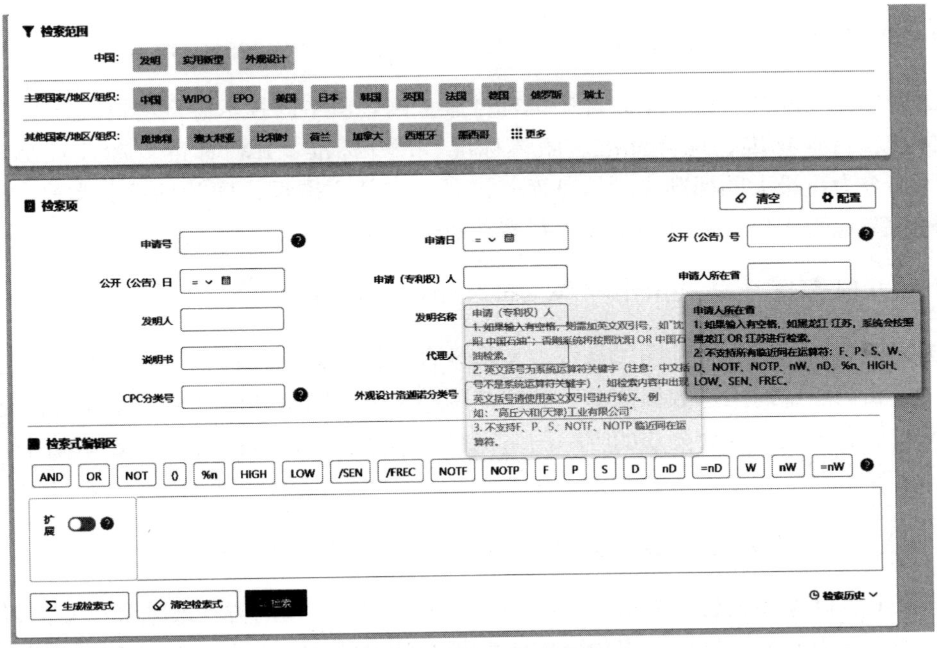

图 2—24 高级检索界面

3. 药物检索

药物检索适用于医药化学领域的用户，检索方式包括高级检索、方剂检索、结构式检索。检索时只需在检索框中输入相应的内容，即可进行检索。药物检索界面如图 2—25 所示。

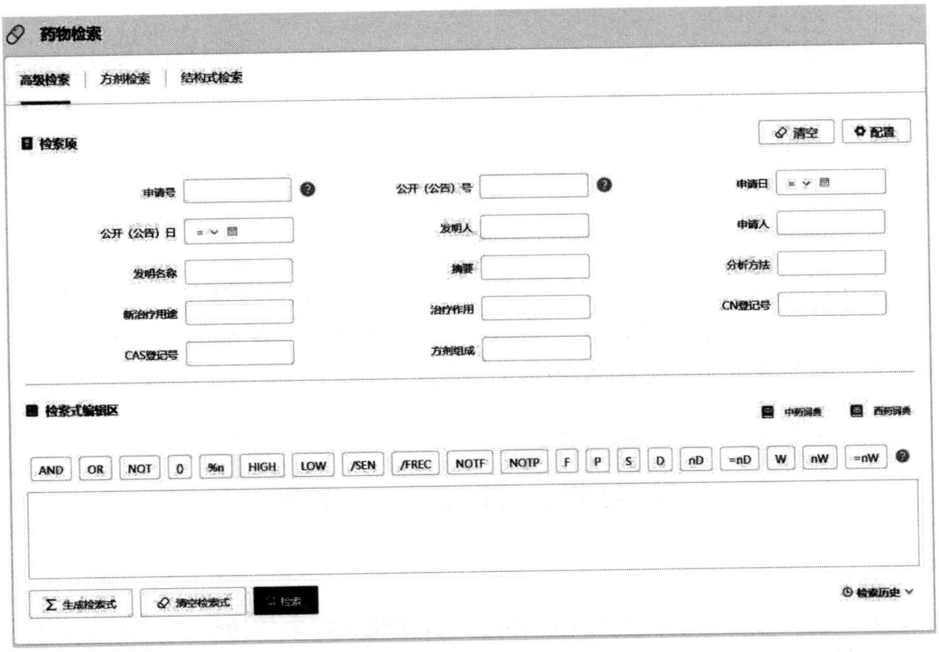

图 2—25 药物检索界面

（二）国家标准文献共享服务平台（http：//www.cssn.net.cn）

国家标准文献共享服务平台即中国标准服务网，由中国技术监督情报所开发，收录国家标准、行业标准、地方标准、团体标准、ISO标准、IEC标准、ASTM标准等，是我国迄今为止最大的标准文献信息库。该平台支持主题词、国际标准分类号、国家/发布机构等检索入口。通过该平台可付费获取部分标准全文。

（三）国家统计局（http：//www.stats.gov.cn）

国家统计局是调查统计国民经济、文化教育、社会人口、农业等数据的国务院直属机构，是我国法定的国家数据来源，其门户网站又名中国统计信息网，亦是国家统计局对外发布信息、服务社会公众的唯一网络窗口。网站提供基本检索和高级检索两种检索方式。

（四）国家卫生健康委员会（http：//www.nhc.gov.cn）

国家卫生健康委员会贯彻落实党中央关于卫生健康工作的方针政策和决策部署，组织拟定国民健康政策，制定并组织落实疾病预防控制规划、公共卫生的监督管理政策，负责传染病防治监督等。通过其门户网站可检索政策、规划，全国医疗机构信息、医生职业注册信息，现行所有临床检验卫生标准等，并免费获取全文。网站支持基本检索、高级检索、文件检索。

（五）论坛资源

1. 丁香园（https：//portal.dxy.cn）

丁香园是国内的数字医药行业网络传媒，为医学、药学、生命科学专业人士提供获取行业进展、交流知识的网络平台。该平台主要分为医务人员端、大众用户端、企业用户端。在医务人员端，丁香园围绕医务人员的职业成长路，开设了临床论坛、论文写作、科研等模块，提供了全方位多层面的医药学专业知识与信息交流平台。

2. 小木虫论坛（http：//muchong.com）

小木虫论坛全称是小木虫学术科研第一站，是独立、纯学术、非经营性的免费论坛，致力于打造国内学术前沿站点，其会员主要是来自国内各大院校、科研院所的硕博士研究生和企业研发人员。论坛涵盖医药、信息、化学、生物、经管等多个学科。

第六节　科技文献管理

科技文献管理是为了实现个人文献的组织有序化、检索便捷化、利用高效化，提高科研工作效率，围绕个人文献的创作或收集、组织、保存、检索、利用及开发而开展的一种管理活动。

一、科技文献管理方法

科技文献管理方法目前主要有个人文献管理与文献管理软件管理等。

（一）个人文献管理

传统的个人文献管理方法主要包括做笔记、写卡片、复印。随着信息技术的发展，目前主要使用文字处理软件进行文献信息处理。用户在获取文献后，首先将文献分类、存储到每类文件夹中，阅读文献时，将文献中有价值的内容复制到文字处理软件中，并标注文献的标题、作者等信息。这种管理方式简单，但仅适用于文献量少时，若文献量大，极易造成混乱。

（二）文献管理软件管理

文献管理软件是管理、记录文献的一类软件。基本功能包括建立个人文献数据库、汇集管理文献信息、支持网络全文链接或本地附件链接、支持文献批量导入或者导出、支持论文写作时参考文献的插入、按期刊要求转换论文格式等。

二、常用科技文献管理软件

（一）EndNote

EndNote 是目前常用的文献管理软件。EndNote 连接上千个数据库，并可通过检索将文献导入存储在 EndNote 中。EndNote 支持建立个人数据库，在个人数据库里进行分组、检索、查重、添加、标注等系列操作。EndNote 快捷工具可以嵌入 Word 中，提供上千种参考文献格式，作者可以方便快捷地插入参考文献。

下面以 EndNote 20 为例，介绍其使用方法：

（1）建立个人数据库：打开 EndNote，在"File"菜单中点击"New"，即可新建个人图书馆。

（2）获取文献信息。

①在线检索：EndNote 支持在线检索绝大多数外文数据库。在"Tools"菜单中点击"Online Search"，出现"Choose A Connection"，在该对话框中选择数据库，在出现的检索框中输入检索词，点击"Search"即可进行搜索。

②数据库检索结果批量导入：用户先在某个数据库中检索，选中数据，导出格式选择"EndNote"，打开软件，在"File"菜单中点击"Import"—"File"—选择导入的文件，即可实现导入，如图 2-26 所示。

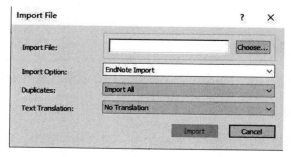

图 2-26　EndNote 导入界面

③手工输入：无法获得电子文献时可手工输入。在"References"菜单中点击"New References"，选择文献类型，输入作者、年份、标题等信息即可。

（3）管理个人数据库。

①分组管理文献：在"Groups"菜单中点击"Create Groups"即可新建分组，或者点击界面右侧"My Groups"—"Create Groups"新建分组。

②检索：EndNote 支持基本检索和高级检索。在检索框中输入检索词即可进行检索。

③排序：点击相应的字段即可实现文献按照字段的升序或者降序排列。

④去重：在菜单"Library"中点击"Find Duplicate"，即可查找重复文献。

⑤删除：选中文献，点击"Edit"—"Cut"即可删除选中文献。

⑥编辑：选中文献即可对文献记录各字段进行编辑。"Research Note"供用户做笔记和标注，在该字段输入内容，会自动保存在文献记录中。

⑦设置：点击菜单"Edit"中的"Preference"，即可在对话框中对 EndNote 进行设置。

⑧分析：EndNote 可以对个人数据库中所有文献的作者、年份、关键词等字段进行分析。点击菜单"Tools"中的"Subject Bibliography"，选择字段即可进行分析。

（4）使用个人数据库。

①插入参考文献：在 Word 菜单中点击"EndNote 20"—"Go to EndNote"，进入EndNote，点击需要引用的文献，回到 Word，点击"Insert Selected Citation（s）"，即可在光标位置插入选择的参考文献。

②引用文献格式转换：EndNote 提供 6000 多种杂志参考文献格式，可在 Word 的"Style"中选择相应的参考文献输出格式。

③编辑参考文献：根据参考文献在正文中插入的位置，EndNote 可以对参考文献列表进行排序、编号和整合。

④去除 EndNote 标记：在 Word 中点击"Tools"—"Convert to Plain Text"即可实现。

（二）NoteExpress

NoteExpress 是国内开发的一款文献管理软件，可以通过各种途径高效、自动地搜索、下载、管理文献资料和文件。支持用户自己添加数据来源，支持绝大多数文献导入格式，支持自主编辑文献格式。该软件可嵌入 Word 中，按照期刊要求自动完成参考文献引用的格式化。

（三）NoteFirst

NoteFirst 是国内开发的一款文献管理软件，用户可免费下载，其核心功能是协助科研人员高效地管理利用电子文献资源。同时在撰写论文时可以按照期刊格式要求自动形成文后的参考文献。此外，NoteFirst 还为团队和机构提供科研协作、机构知识库服务的功能。

（四）Refworks

Refworks 是基于网络浏览器的个人文献管理软件，用于帮助用户有效管理和利用文献信息。Refworks 与全球众多数据库商达成合作，支持建立个人网上图书馆，支持将题录信息批量导入，提供全文链接，支持快速检索、高级检索，支持撰写论文时按照出版社的要求生成规范的参考文献格式。

第三章　中医药科技论文的评价

中医药科技论文学术质量的高低与发文期刊、发表后被他人引用的情况、作者本人水平，以及其所带来的社会和经济效益等众多因素相关。要有效地阅读和利用高质量的中医药科技论文就必须要学会对中医药科技论文进行评价和筛选，掌握高质量中医药科技论文的衡量标准，熟悉科技论文信息源的相关评价体系和常用科学评价指标，了解常见的科技论文分析评价工具。

第一节　高质量中医药科技论文的标准

高质量的中医药科技论文能帮助我们快速了解相关研究内容，加深我们对优质论文的认识，提升评鉴能力。高质量的中医药科技论文应符合以下几个标准。

一、内容新颖，引领前沿

高质量的中医药科技论文应该具有新颖性，即论文研究了一个新的问题，在观点和理论上有新的突破和发现，或者采用了新的研究视角或新的方法来对已有的老问题进行研究和论证。新的研究问题一般要紧扣当下热点，因此论文的发表或出版时间越近，新颖性可能会越强。对于大部分研究者来说，创造一种全新的研究方法是比较困难的，比较常见的是将其他学科的研究方法引入本专业领域运用，此方法对于本专业领域来说可以看作一种新的方法。

二、内容可靠，范围清楚

中医药科技论文是中医药科研活动实践经验的总结，论文要表达的概念、观点、数据等内容应该准确、可靠，研究的对象和范围应该界定清楚，只有做到真实可靠、清晰明了，才能让读者读懂并应用，也才能经受住实践的检验，有益于科学研究的进步。一般来说，著名大学、著名科研单位、著名出版机构的出版物可靠性较高，专业研究机构、政府部门的资料比一般网络资料可靠，标准、专利、科技报告、技术档案比一般书刊资料可靠性高。

三、重点突出，结构合理

中医药科技论文一般涉及三部分内容：一是问题的提出，说明研究问题的来源、现状、研究价值等。二是解决此问题的方法、过程及主要结果，可逐步引至最终结论，也可以先给出最终结论，然后再反向说明为什么以及如何得出这个结论。此部分一般是论文的主体部分，科研成果价值主要在此部分得到体现。三是对本论文研究内容的总结，或者本论文所做研究还存在的问题以及进一步研究的方向。高质量的中医药科技论文上述三个部分比例要合理，第二部分是论文的重点部分，应该占据整篇论文的大部分篇幅。且上述各部分本身的内容也要重点突出、取舍合理、紧扣主题，无关的话不要写，与主要结论关系不大的次要内容尽可能不要写。

四、条理清晰，逻辑性强

中医药科技论文是理性逻辑思维的产物，是研究者遵循中医药研究对象出现、变化、发展的基本规律，运用科学思维去把握问题、辨析事理、搭建研究框架、解决问题而取得的成果。高质量的中医药科技论文应该条理清晰、结构严谨、论点有据、文题对应、逻辑自洽，以可靠的科学论据和严谨的逻辑思维来阐述论点，得出具有必然性的结论，研究和论证过程要体现出严密的科学性和逻辑性，使人一目了然，具有说服力。

五、言之有物，内容充实

中医药科技论文起着交流、传播学术研究成果的作用。高质量的中医药科技论文应该尽可能全面地分析所提出的问题，围绕问题提出详细的论点，并从各个可能的角度和层次提供充足的论据来支持论点，做到内容充实、言之有物、观点明确、论证扎实、以理服人。切忌论证薄弱、内容空泛，或华丽辞藻堆砌，应客观地向读者传递有价值的信息。

六、语言简洁，用词规范

高质量的中医药科技论文首先应该文字简洁、语言精练、行文流畅，所有论述均围绕主题展开，服务于中心思想；其次应该用词规范，名词术语、符号标识、数字公式、图片表格等都要表达准确，语义清晰，符合相关表述标准或科学界惯用的表达习惯，不可自己任意生造或滥用词语，以及使用含糊其词、模棱两可的表述。

第二节　科技论文信息源评价体系

目前受到国际社会普遍认可的科技论文信息源评价体系主要的评价对象为期刊和会议论文。以期刊为例，由于刊载论文的质量和学术水平是决定期刊影响力最重要的因素，因此影响力高的期刊会对刊载论文的质量和学术水平进行严格的筛选和把控，这也就决定了影响力高的期刊上刊载的论文普遍质量较好，具有较高的学术水平。目前国内外有学术机构结合多种量化指标和定性评价构建期刊的评价体系，某些检索工具也有自己成熟的一套期刊收录标准用于衡量期刊的影响力，挑选收录期刊。因此，可以依据刊载论文的期刊是否入选某一评价体系，或是被某些检索工具收录来评价中医药科技论文的质量。

一、国内科技论文信息源评价体系

目前受到普遍认可的科技论文信息源评价体系中，来自国内的有《中文核心期刊要目总览》、中国科学引文数据库（Chinese Science Citation Database，CSCD）、中国科技核心期刊、中医药科技期刊分级目录、中文社会科学引文索引（Chinese Social Sciences Citation Index，CSSCI）、中国人文社会科学期刊 AMI 综合评价指标体系等。

（一）《中文核心期刊要目总览》

《中文核心期刊要目总览》是由北京大学图书馆及北京其他十几所高校图书馆众多期刊工作者及相关单位专家参加的中文核心期刊评价研究项目成果，以纸版图书的形式出版发行。1992 年出版了第 1 版，在 2008 年之前每 4 年更新研究和编制出版一次，2008 年之后，周期改为 3 年。《中文核心期刊要目总览》主要是为图书情报部门评估与订购中文学术期刊，以及为读者导读提供参考依据，受到国内学术界的普遍认可，是目前国内最重要的期刊评价体系之一。

《中文核心期刊要目总览》每版都会根据当时的实际情况在评价方法上进行不断的调整和完善，以求研究成果能更科学合理地反映客观实际。研究方法采用定量和定性相结合的分学科评价方法。定量评价指标包括被摘量（全文、摘要）、被摘率（全文、摘要）、被引量、他引量（期刊、博士论文）、影响因子、他引影响因子、5 年影响因子、5 年他引影响因子、特征因子、论文影响分值、论文被引指数、互引指数、获奖或被重要检索工具收录、基金论文比（国家级、省部级）、Web 下载量、Web 下载率等。在定量评价的基础上，再进行专家定性评审，进而从我国正式出版的大量中文期刊中评选出入选《中文核心期刊要目总览》的期刊，这些入选了的期刊俗称"北大核心"期刊。

（二）中国科学引文数据库

中国科学引文数据库来自中国科学院文献情报中心，始建于 1989 年，是我国第一个引文数据库，收录我国自然科学、工程技术、医学、管理科学等领域出版的中英文优秀期刊，致力于向科研工作者推介在科研工作中具有一定影响的作者、研究团体和科研成果。

中国科学引文数据库收录期刊每两年遴选一次，遵循布拉德福定律，基于期刊总引用频次、期刊学科引用频次、期刊影响因子、期刊他被引率等定量指标对我国出版的自然科学、工程技术、医学、管理科学等领域内的期刊进行遴选，在此基础上，再结合国内专家的定性评估对期刊进行评审、筛选，选出的高质量期刊将能够被中国科学引文数据库收录，这些期刊俗称"CSCD 收录"期刊。

中国科学引文数据库收录的期刊数量为我国自然科学、工程技术、医学、管理科学等领域出版期刊总量的 25％左右，2021—2022 年度中国科学引文数据库收录期刊 1262 种，其中中国出版的英文期刊 245 种，中文期刊 1017 种。中国科学引文数据库收录的期刊分为核心库和扩展库两部分。核心库中收录的期刊是各学科领域具有权威性和代表性的期刊，在备注栏中以 C 为标记。扩展库中收录的期刊是各学科领域较为优秀的期刊，在备注栏中以 E 为标记。中国科学引文数据库收录的期刊信息可以在其官网检索和下载（http://sciencechina.cn/cscd_source.jsp）。

（三）中国科技核心期刊

自 1987 年起，中国科学技术信息研究所基于中国科技论文统计与分析项目开展中国科技论文与引文数据库（CSTPCD）研制工作，收录中国各个学科最重要的学术类和技术类期刊上发表的论文，用于反映我国国内科技产出全貌和其在学科、地区、机构等不同角度的分布状态。基于 CSTPCD 实现的中国科技核心期刊研究与评价工作具有广泛社会影响力，每年以发布会形式向社会公布中国科技论文统计结果，CSTPCD 选择收录的期刊被称为"中国科技核心期刊"，也叫作"中国科技论文统计源期刊"，在国内也受到广大学术机构的认可。

中国科技核心期刊每年评估和调整一次，将总被引频次、影响因子、自引率、他引率、普赖斯指数、引用半衰期、被引半衰期、老化系数、来源文献量、参考文献量、平均引用率等定量指标与科技核心期刊评定动态专家委员会专家意见相结合，经过严格的定量评价和同行评议，选出中国各科学领域中较重要的、能反映学科发展水平的科技期刊，为政府管理部门和广大高等院校、研究机构和研究人员提供权威的信息和决策支持。每年的中国科技核心期刊目录可在中国科学技术信息研究所网站上下载（http://isee.istic.ac.cn/）。

（四）中医药科技期刊分级目录

为了充分发挥中医药科技期刊在人才评价工作中的导向作用，2018 年中华中医药学会作为第一批"分领域发布高质量期刊分级目录"的试点单位，开展中医药领域期刊分类分级目录研究工作。基于同行评议、价值导向、推动等效原则，中华中医药学会对我国出版的中英文中医药科技期刊进行评估，经过制定并发布中医药科技期刊评价指标体系、期刊自主申报、科学共同体投票、综合评估、专家终审评议五个阶段后，于 2019 年 9 月在第十五届中国科技期刊发展论坛上发布了首个"中医药科技期刊分级目录（T1、T2 级期刊）"。T1 级系已经接近或具备国际顶级水平的刊物，T2 级系国际上知名和非常重要的较高水平权威期刊。目前 T1 级期刊共有 11 种，其中中医类 4 种、中药类 3 种、中西医结合类 1 种、针灸类 1 种、英文类 2 种；T2 级期刊共有 27 种，其中中医类 17 种、中药类 4 种、中西医结合类 1 种、针灸类 1 种、小学科和民族医类 4 种。

（五）中文社会科学引文索引

中文社会科学引文索引是由南京大学投资建设、南京大学中国社会科学研究评价中心开发研制的人文社会科学引文数据库，用来检索中文人文社会科学领域的论文收录和被引用情况，是一项凝聚了国内学术界、期刊界、管理部门集体智慧的知识创新成果。

中文社会科学引文索引目前也是国内各科研机构、高校普遍认可的学术成果评价与评审依据。

中文社会科学引文索引遵循文献计量学规律，采取将期刊影响因子、被引总次数等定量指标与各学科专家意见相结合的方法，从全国 2700 余种中文人文社会科学学术性期刊中精选出学术性强、编辑规范的期刊作为收录来源期刊，这些入选的期刊就是俗称的"CSSCI 收录"期刊或"南大核心"期刊。中文社会科学引文索引收录的期刊又可划分为来源期刊和扩展版来源期刊，来源期刊优于扩展版来源期刊。

（六）中国人文社会科学期刊 AMI 综合评价指标体系

中国人文社会科学期刊评价是中国社会科学评价研究院从 2014 年开始运行的大型期刊评价项目。项目建立了中国人文社会科学期刊 AMI 综合评价指标体系，用于对我国人文社会科学领域的期刊进行评价，评价结果以《中国人文社会科学期刊 AMI 综合指标体系报告》的形式公布。

中国人文社会科学期刊 AMI 综合评价指标体系按照期刊学术水平、综合评价得分及实际工作情况依次将我国人文社会科学领域的期刊划分为顶级、权威、核心、扩展及入库五个等级。顶级期刊是期刊等级划分中的最高级别，代表各学科的最高研究水平；权威期刊是期刊等级划分中的第二级别，是各学科中的高水平期刊；核心期刊是期刊等级划分中的第三级别，入选期刊能够代表其所在学科的平均研究水平；扩展期刊是期刊等级划分中的第四个级别，入选期刊是各学科具有一定学术水平的期刊；入库期刊是期刊等级划分中的第五个级别，是经过遴选确定符合进入评价范围，但以综合评价打分排序为依据，结合期刊所在学科分类的期刊数量及专家意见，认定为学术水平、办刊规范性等某个或某些方面相对较弱的期刊，为备选期刊。目前在用的《中国人文社会科学期刊 AMI 综合指标体系报告》为 2022 年版，共评出 22 种顶级期刊，57 种权威期刊，648 种核心期刊，779 种扩展期刊以及 683 种入库期刊。

二、国外科技论文信息源评价体系

科学引文索引（Science Citation Index，SCI）、社会科学引文索引（Social Science Citation Index，SSCI）、艺术与人文引文索引（Arts and Humanities Citation Index，A&HCI）、科技会议录索引（Conference Proceedings Citation Index－Science，CPCI－S）、工程索引（The Engineering Index，EI）是目前国内学术界普遍认可的国外信息源评价体系。

（一）科学引文索引

科学引文索引由美国科学信息研究所创办，是目前自然科学领域最具有全球影响力的引文索引数据库，收录数据最早可回溯至 1900 年。科学引文索引严格遵循一贯的选刊标准，采用多层指标，运用引文数据分析和同行评议相结合的方法对全世界出版的自然科学领域期刊并评价，遴选最具学术影响力的期刊进行收录。目前共收录了 9600 多种高质量学术期刊，内容覆盖了物理、化学、医学、数学、天文学等 170 多个学科领域。

（二）社会科学引文索引

社会科学引文索引由美国科学信息研究所创办，是目前社会科学领域具有全球影响力的引文索引数据库，收录数据最早可回溯至 1900 年。跟科学引文索引相似，凭借科学、严谨的期刊遴选体系，凡是入选社会科学引文索引的期刊，普遍被认为是在社会科学领域有较高影响力的期刊。目前社会科学引文索引共收录了 3500 多种社会科学领域的权威学术期刊，内容覆盖了人类学、心理学、经济学、教育学、社会学、政治科学等 58 个学科领域。

（三）艺术与人文引文索引

艺术与人文引文索引由美国科学信息研究所创办，是目前具有全球影响力的艺术与人文引文索引数据库，收录数据最早可回溯至 1975 年。与科学引文索引和社会科学引文索引相似，凡是入选艺术与人文引文索引的期刊，普遍被认为是在艺术与人文领域有较高影响力的期刊。目前艺术与人文引文索引收录有 1800 种国际权威的艺术与人文类期刊，总记录数超过 526 万条，内容覆盖语言学、文学、哲学、宗教与神学、古典研究、历史、考古、艺术、建筑、表演艺术等 25 个学科领域。

（四）科技会议录索引

科技会议录索引原名 ISTP（Index to Scientific & Technical Proceedings），由美国科学信息研究所于 1978 年创办，目前收录数据最早可回溯至 1990 年。通过科技会议录索引能够检索生命科学、物理与化学科学、农业、生物和环境科学、工程技术和应用科学等学科国际著名会议、座谈会、研讨会及其他各种学术会议中发表的会议文献，以及电气与电子工程师协会（Institute of Electrical and Electronics Engineers，IEEE）、国际光学工程学会（Society of Photo-Optical Instrumentation Engineers，SPIE）、美国计算机协会（Association for Computing Machinery，ACM）等学术机构出版的会议录。

科学引文索引、社会科学引文索引、艺术与人文引文索引和科技会议录索引现均集合于 Web of Science 网络集成服务平台来对外提供服务。

（五）工程索引

工程索引是由美国工程师学会联合会于 1884 年创办的一部大型综合性检索工具，主要收录工程技术和应用科技学科领域的期刊文献和会议文献。工程索引、科学引文索引与科技会议录索引并称为全球三大科技文献检索系统，均是国际公认的可用于科学统计与评价的检索工具。工程索引内容涵盖工程和应用科学领域，涉及核技术、生物工程、交通运输、化学和工艺工程、光和激光技术、农业工程和食品技术、计算机和数据处理、电子和通信、土木工程、机械工程、石油化工等 190 多个学科，共收录工程和应用科学领域的高质量期刊 3800 多种。

第三节　常用科学评价指标

评价指标是评价体系的基础，评价体系会根据评价目标、评价内容、遴选方式等因素来选取不同类型的评价指标。科学、客观的评价指标有利于直观地衡量科技论文的影响力和学术价值。目前比较常见，且便于直接运用于中医药科技论文评价的量化评价指标有被引频次、H 指数、影响因子。

一、被引频次

中医药科技论文是中医药科研活动的成果产出，也是科研工作者学术思想和观点的体现，论文中如果有对他人有用的知识或信息，他人成果会对这篇论文进行引用，这篇论文也将以参考文献的形式出现在他人的成果中。这种引用关系可以从侧面代表一篇论文被学界、同行使用和认可的程度，说明知识是相互继承和作用的，而被引频次就是这种引用关系的量化体现。

被引频次是评价科技论文影响力和学术水平的一项基本指标，是指科技论文从发表之日起被其他成果引用的次数。被引频次高的科技论文，一般被认为影响力较大或学术水平较高，目前中国知网、SCI 等很多主流数据库都会在结果列表界面显示单篇论文的被引次数，供用户作为选择科技论文的依据。另外，作者如果引用自己以前发表或公开过的论文，这种引用方式称为自引，为了避免不合理的自引造成评价的不合理，常用去除自引之后的引用频次，即他引频次来评价科技论文。某篇论文的他引频次和该论文的总被引频次的比值称为他引率，也可以反映该篇论文被其他作者使用和重视的程度。需要注意的是，科技论文的被引频次高低还与发表时间长短有关；不同学科的引用习惯差异较大，在比较论文被引频次时，不宜进行跨学科比较。

二、H 指数

H 指数也被称为 H 因子、高被引次数，是 2005 年美国加利福尼亚大学圣地亚哥分校的物理学家乔治·赫希（Jorge Hirsch）提出来的一个量化指标，其目的是量化科研工作者作为独立个体的研究成果，计算结果与科研工作者的论文数量及其论文的被引用次数直接相关。具体含义可表述为：一名科研工作者的 H 指数是指其发表的论文中如果有 H 篇论文每篇至少被引 H 次，而其余论文每篇被引频次均小于或等于 H 次，那么这个科研工作者的指数即为 H。将某个科研工作者所发表的论文按被引频次从高到低排序，直到某篇论文的序号大于该论文的被引频次，该序号减去 1 之后得到的数值就是该科研工作者的 H 指数。例如，某人的 H 指数是 10，这表示在他已发表的论文中，每篇被引用了至少 10 次的论文总共有 10 篇。

H 指数综合考虑了发文数量与被引频次，即兼顾了个人学术产出的数量和质量，能够比较准确地反映一名科研工作者的学术成就。一个人的 H 指数越高，则表明他的论文影响力越大。但 H 指数也存在缺陷，H 指数对才开始从事科研工作的人员和那些论文数量少但被引频次高的科研工作者而言不太有利；随着时间的推移，科研工作者的 H 指数只会增长或保持不变，不能反映出科研工作者的学术休止状态；H 指数不适用于跨学科的比较。

三、影响因子

影响因子（impact factor，IF）是尤金·加菲尔德博士（Dr Eugene Garfield）于 1972 年首先提出并得到国际社会广泛认可和应用的一项期刊定量评价指标。影响因子具体指期刊所载论文的平均被引率，某一特定年度某刊的影响因子等于该年中该刊前两年发表的文章被引用频次的总和除以该刊前两年发表文章的总数。例如某刊 2021 年的影响因子就等于该刊 2019 年、2020 年发表的所有文章在 2021 年中被引用的总频次除以该刊 2019 年、2020 年发表文章的总数。影响因子是观察期刊的实际使用量、评价期刊质量、选择核心期刊时使用的重要参照指标。一般认为，期刊影响因子与期刊的整体学术水平有直接的关系，期刊影响因子越高，说明期刊的学术影响力越大。

$$某一特定年度某刊的影响因子 = \frac{该年该刊前两年文章的总被引频次}{前两年该刊发表的文章总数}$$

期刊影响因子由于直观易懂，在诸多指标中最知名，也最常被孤立片面地使用，使用时需注意：

（1）影响因子跟期刊的论文量、时间、被引频次等因素相关，是一个动态的指标，在一定程度上可以反映期刊的好坏，但不能直接用来评价期刊上刊载的单篇论文和单个科研工作者。

（2）不同的学科实际科研产出情况有差异，引用规律和行为也不尽相同，在使用影响因子评价期刊时，应遵循同学科比较的原则，不同学科的期刊情况差异较大，跨学科比较期刊的影响因子是不合理的。

（3）在评估期刊时，也不应仅仅依赖期刊影响因子这一单一指标，要防止评估片面化，应将期刊影响因子与其他指标、同行评议一起使用。

第四节　科技论文分析评价工具

科技论文需要采用尾注或脚注的方式罗列出论文写作过程中引用到的文献，这些文献通常叫作"参考文献"，是这篇论文的研究基础。后续引用了这篇论文的文献称为"引证文献"，代表了这篇论文研究工作的继续、应用或发展，这种引用与被引用的关系组成了论文的引文网络。通过文献计量学的方法对引文网络进行分析，可以评价科学研究成果、预测科学发展趋势。下面介绍几种基于引文网络，且适用于中医药科技论文分析评价的工具。

一、ESI

（一）ESI 概述

ESI（Essential Science Indicators，基本科学指标）是由美国科学信息研究所于 2001 年推出的一款分析评价型研究工具。它以 Web of Science 核心合集数据库中收录的 12000 余种期刊为基础，基于期刊论文发表数量和引文数据，对 22 个学科领域近 10 年间发表的论文（文献类型为 Article 和 Review）进行深入分析，确定国家、研究机构、期刊和论文在相关学科领域中的排名，数据每 2 个月更新一次。科研工作者可以利用 ESI 了解某个学科领域内相关国家、研究机构、期刊和论文的发展情况和影响力，进而发现科学研究中的重大发展趋势。

（二）ESI 的使用

ESI 目前是 Web of Science 平台的一部分，通过网络提供服务。ESI 分为 3 个模块：指标（Indicators）、学科基准线（Filed baselines）以及引文阈值（Citation Thresholds）。指标模块用于查询各种指标数据；学科基准线模块提供了 ESI 学科每一年的被引频次期望值；引文阈值模块用于查询 ESI 学科领域论文引用的阈值，能够被 ESI 收录的文章，必须达到一定的阈值。科研工作者可以根据需要选用不同的模块和指标来查找某机构进入全球前 1% 的 ESI 学科的论文数量、引用次数及篇均引用次数等数据，也可直接获取某机构在各 ESI 学科的高影响力论文、高被引论文和热点论文，观察不同发表年度和不同学科中论文的引文表现力，并从机构、作者、期刊、国家等不同角度进行对标分析。

1. ESI 主要科技论文评价指标

（1）高被引论文（Highly Cited Paper）：过去 10 年间发表的且被引频次排在各 ESI 学科全球前 1% 的论文。

（2）热点论文（Hot Paper）：过去 2 年间发表的且在最近两个月中被引频次排在各 ESI 学科全球前 0.1% 的论文。

（3）高影响力论文（Top Paper）：高被引论文和热点论文合并去重之后得到的论文集合。

（4）研究前沿（Research Fronts）：通过聚类分析确定的一组高被引论文。论文之间的共被引关系表明这些论文具有一定的相关性，通过聚类分析方法测度高被引论文之间的共被引关系而形成高被引论文的聚类，再通过对聚类中论文题目的分析形成相应的研究前沿。

2. ESI 应用示例

例一：获取某机构在 ESI 学科中的高影响力论文。

如果某机构已有学科进入全球前 1%，具体操作如图 3-1、图 3-2 所示。

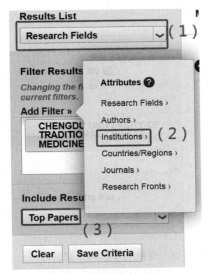

图 3-1　获取某机构在 ESI 学科中的高影响力论文（一）

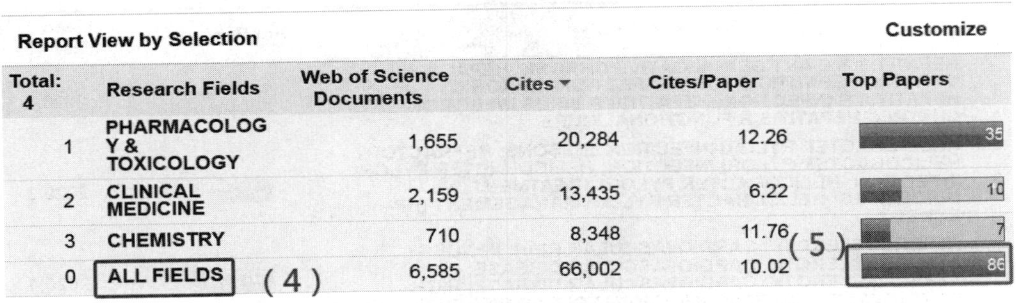

Total: 4	Research Fields	Web of Science Documents	Cites ▼	Cites/Paper	Top Papers
1	PHARMACOLOGY & TOXICOLOGY	1,655	20,284	12.26	35
2	CLINICAL MEDICINE	2,159	13,435	6.22	10
3	CHEMISTRY	710	8,348	11.76	7 （5）
0	ALL FIELDS （4）	6,585	66,002	10.02	86

Report View by Selection　　　　Customize

图 3-2　获取某机构在 ESI 学科中的高影响力论文（二）

（1）在指标模块界面，选择研究领域（Research Fields）。

（2）在增加筛选条件（Add Filter）中选择机构（Institutions），输入目标机构名称的字符串，系统会自动提示英文全称。

（3）在结果输出处（Include Result for）选择显示高影响力论文（Top Papers）。

（4）结果区会显示该机构进入全球前 1‰ 的 ESI 学科指标信息，其中 ALL FIELDS 项包括该机构已进入和未进入全球前 1‰ 的所有 ESI 学科论文指标信息。

（5）点击结果区中 ALL FIELDS 项的高影响力论文（Top Papers）蓝色数字条框即可进入该机构当下所有 ESI 学科高影响力论文列表界面，展现出论文题目、作者、出处、所属的学科、被引频次等信息。点击论文题目，ESI 会自动链接到其所在的 Web of Science 核心集数据库中。

例二：查找 ESI 各学科的研究前沿。

以 "Pharmacology & Toxicology" 为例，具体操作如图 3-3、图 3-4 所示：

Results List
Research Fronts
(1)
Filter Results By
Changing the filter field removes all current filters.
Add Filter »
Pharmacology & Toxicology
(2)
Include Results For
Hot Papers
Clear
Save Criteria

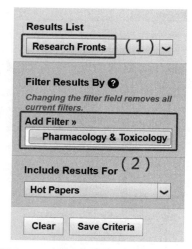

图 3－3　查找 ESI 学科研究前沿（一）

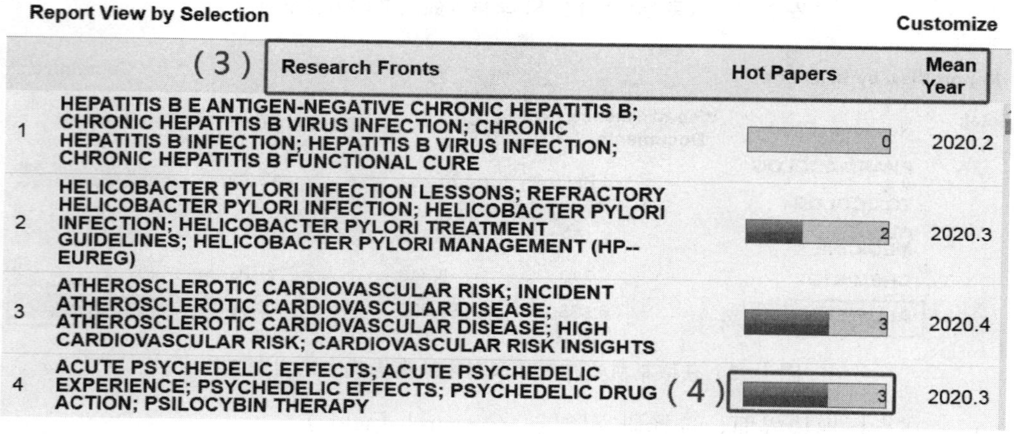

Report View by Selection
Customize
(3)
Research Fronts
Hot Papers
Mean Year
1
HEPATITIS B E ANTIGEN-NEGATIVE CHRONIC HEPATITIS B; CHRONIC HEPATITIS B VIRUS INFECTION; CHRONIC HEPATITIS B INFECTION; HEPATITIS B VIRUS INFECTION; CHRONIC HEPATITIS B FUNCTIONAL CURE
0
2020.2
2
HELICOBACTER PYLORI INFECTION LESSONS; REFRACTORY HELICOBACTER PYLORI INFECTION; HELICOBACTER PYLORI INFECTION; HELICOBACTER PYLORI TREATMENT GUIDELINES; HELICOBACTER PYLORI MANAGEMENT (HP-EUREG)
2
2020.3
3
ATHEROSCLEROTIC CARDIOVASCULAR RISK; INCIDENT ATHEROSCLEROTIC CARDIOVASCULAR DISEASE; ATHEROSCLEROTIC CARDIOVASCULAR DISEASE; HIGH CARDIOVASCULAR RISK; CARDIOVASCULAR RISK INSIGHTS
3
2020.4
4
ACUTE PSYCHEDELIC EFFECTS; ACUTE PSYCHEDELIC EXPERIENCE; PSYCHEDELIC EFFECTS; PSYCHEDELIC DRUG ACTION; PSILOCYBIN THERAPY
(4)
3
2020.3

图 3－4　查找 ESI 学科研究前沿（二）

（1）在指标模块选项界面，选择研究前沿（Research Fronts）。

（2）在筛选条件（Add Filter）中选择研究领域（Research Fields），之后选择学科，如“Pharmacology & Toxicology”。

（3）如果选择热点论文（Hot Papers）为结果输出类型，则在结果区从左至右依次显示研究前沿的具体内容（Research Fronts）、热点论文数（Hot Papers）和平均年（Mean Year）等字段。

（4）可以通过点击包含热点论文数的蓝色数字条框，来获取每一项研究前沿所对应的热点论文详细信息。

二、JCR

（一）JCR 概述

JCR（Journal Citation Reports，期刊引证报告）是由美国科学信息研究所创建的一款多学科期刊评价工具。通过对参考文献的标引和统计，JCR 可以显示出引用和被引用期刊之间的相互关系，对期刊的影响力进行评估，帮助科研工作者确定期刊的学术地位，识别合适的投稿期刊，跟踪各学科期刊的发展趋势，发现关注领域的相关权威文献等。

目前 JCR 囊括科学引文索引（SCIE）、社会科学引文索引（SSCI）、艺术与人文引文索引（A&HCI）和新兴资源引文索引（ESCI）收录的期刊资源，共涵盖全球 110 多个国家或地区的超过 20000 种期刊，覆盖 250 余个 Web of Science 学科领域，且能实现期刊层面的多维度跨学科比较分析。

（二）JCR 的使用

JCR 目前也是 Web of Science 网络集成服务平台的一部分，通过网络提供服务。其主界面如图 3-5 所示。在 JCR 平台中，可以通过检索的方式直接获取目标期刊详细信息，也可以通过期刊排序、学科排序、出版社排序、国家/地区排序方式浏览期刊。

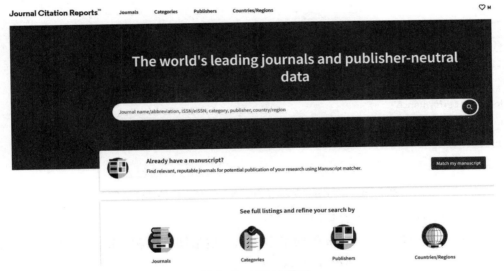

图 3-5 JCR 主界面

1. JCR 主要期刊评价指标

（1）5 年影响因子（5 Year Journal Impact Factor）：在影响因子的基础上发展而来，指期刊过去 5 年发表的论文在当前 JCR 年获得的总被引频次与该期刊过去 5 年发表的学术论文的比值。

（2）期刊影响因子百分位（Journal Impact Factor Percentile）：将期刊影响因子在某一学科下的排名转化为百分位值，指代该期刊在该学科所有期刊中的排位。

（3）期刊引文指标（Journal Citation Indicator，JCI）：某期刊前 3 年里出版的所有研究论文（articles）和综述（reviews）的平均学科规范化引文影响力。一篇论文的学科规范化引文影响力等于其实际被引频次除以同文献类型、同出版年、同学科领域文献的期望被引频次。

（4）总被引频次（Total Cites）：某一特定学科下期刊的论文在 JCR 出版年被引用的总次数。

（5）JCR 期刊分区：JCR 期刊分区采用四分法，将同一学科领域中的期刊按照影响因子由高到低进行排序并划分为 4 等分，每等分为一个区间。某学科中影响因子排在前 25％（含 25％）的期刊为该学科 1 区期刊，排在 25％至 50％（含 50％）之间的期刊为该学科 2 区期刊，排在 50％至 75％（含 75％）之间的期刊为该学科 3 区期刊，排在 75％之后的期刊为该学科 4 区期刊。

2. JCR 应用示例

例：通过检索方式查看 *Chinese Medical Journal* 在 JCR 中的信息。

在 JCR 中用刊名检索功能检索期刊 *Chinese Medical Journal*，期刊具体情况如图 3－6所示。

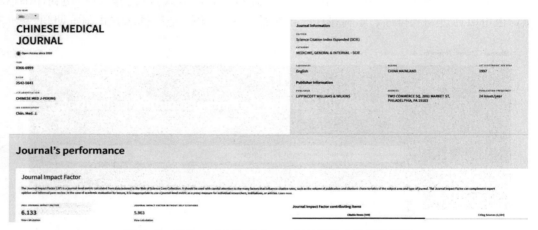

图 3－6 *Chinese Medical Journal* 在 JCR 中的部分信息

在其详细信息界面可以看到：

（1）*Chinese Medical Journal* 的基本信息，包括期刊名称、ISSN、eISSN、出版社、所属学科、出版周期、语种、创刊时间等。

（2）期刊最新影响因子。点击影响因子数值下方的"View calculation"可查看其计算公式与方法。

（3）期刊近 5 年影响因子及影响因子百分位数据变化趋势。可点击变化趋势图下方的"View all years"查看历年来期刊影响因子及影响因子百分位变化走势。

（4）最新期刊引文指标 JCI 及 2017 年以来期刊引文指标 JCI 在所属学科的排名、分区及百分位。

（5）期刊总被引频次指标及近 5 年期刊被引频次的变化趋势。

（6）期刊历年来影响因子在所属学科的排名、分区及影响因子百分位。

（7）基于文献作者地址信息分析。可展示最近 3 年该期刊所收录文献的主要来源国家/地区列表及主要机构列表。

三、中国科学院文献情报中心期刊分区表

（一）中国科学院文献情报中心期刊分区表概述

中国科学院文献情报中心期刊分区表（简称中科院期刊分区表）是中国科学院文献情报中心科学计量与评价课题组的研究成果，自 2004 年开始一直延续至今，更新时间为每年的 10—11 月份。中科院期刊分区表基于影响因子、期刊超越指数描述期刊学术影响力，可供科研工作者了解本领域学术期刊的影响力以及为期刊评价工作提供参考。目前许多高校在认定 SCI 科研成果时也以中科院 JCR 的大类分区为标准。2019—2021 年，中国科学院文献情报中心同时发布基础版和升级版数据，2022 年开始，将只发布升级版数据，基础版的期刊范围为 SCI 来源期刊，升级版的期刊范围为 SCI 和 SSCI 来源期刊。

（二）中科院期刊分区表的使用

中科院期刊分区表以被引频次为计算基础，依据布拉德福定律对期刊进行分区计算。布拉德福定律在期刊影响因子和被引频次的分布中体现为少数期刊集中了相对较高的影响因子和被引频次。

1. 中科院期刊分区表主要期刊评价指标

（1）3 年平均影响因子：指一本期刊当年、去年和前年影响因子的平均数。对于只有 1 年影响因子的期刊，就取 1 年影响因子作为它的 3 年平均影响因子，只有 2 年影响因子的期刊，只取 2 年平均影响因子作为它的 3 年平均影响因子。3 年平均影响因子为基础版的分区依据。

（2）期刊超越指数：随机从期刊中选取一篇论文，其被引频次高于从其他期刊中随机选择一篇相同主题、相同文献类型论文的被引频次的概率。期刊超越指数为升级版的分区依据。

（3）中科院期刊分区：中科院期刊分区包括大类分区和小类分区。在基础版中，大类分区是根据中国国内科研和教育体系的特点，将期刊按照 13 个学科领域所做的分区。它将每个学科领域中期刊的 3 年平均影响因子由高到低排序，1 区期刊取整个学科期刊总数的 5%，2 至 4 区期刊按 3 年平均影响因子总和相同的方式划分，即 2 区内所有期刊的 3 年平均影响因子总和与 3 区内所有期刊的 3 年平均影响因子总和相等，同时 4 区内所有期刊的 3 年平均影响因子总和也与 2 区、3 区的相等，由于越靠后的期刊 3 年平均影响因子越低，因此整个分区表按期刊数量呈金字塔状分布，1 区的期刊最少，4 区的期刊最多。2022 年分区表只发布升级版结果，升级版中期刊分为 18 个学科领域，分区划分方式与基础版保持不变，但分区依据不再采用 3 年平均影响因子，而是替换为期刊超越指数。小类分区是参照 JCR 的期刊分区，因此在中科院期刊分区表中每本期刊都有对应的大类学科和小类学科分区。

（4）TOP 期刊：中科院大类分区 1 区期刊；2 区中 2 年总被引频次指标位于前 10% 的期刊；不在上述定量方法划分出来的 Top 期刊的范围中，但经过科学同行评议，

被认为是高学术影响力期刊。

2. 中科院期刊分区表应用示例

例：通过检索查看 *Chinese Medical Journal* 在中科院期刊分区表中的信息。

在中科院期刊分区表中通过刊名检索功能检索期刊 *Chinese Medical Journal*，进入期刊详细信息界面后可以看到：①*Chinese Medical Journal* 的基本信息，包括刊名、分区信息年份、ISSN、是否为综述类期刊、是否能开放获取、是否被 Web of Science 收录；②*Chinese Medical Journal* 在中科院期刊分区表中的分区信息，以及是否属于 Top 期刊（如图 3-7 所示）。

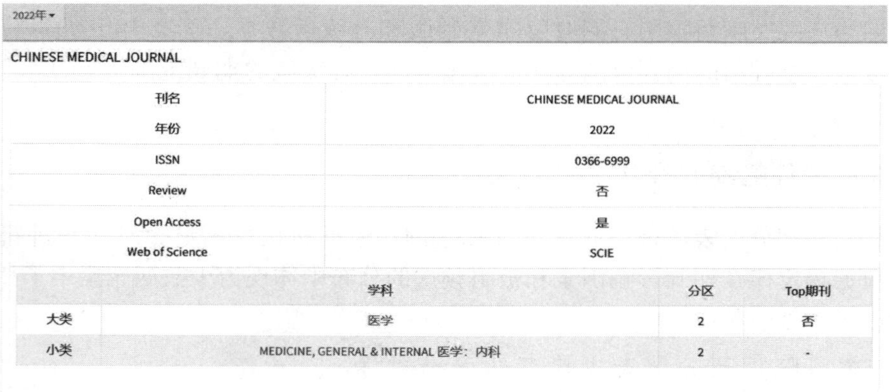

2022年 ▼			
CHINESE MEDICAL JOURNAL			
刊名	CHINESE MEDICAL JOURNAL		
年份	2022		
ISSN	0366-6999		
Review	否		
Open Access	是		
Web of Science	SCIE		
	学科	分区	Top期刊
大类	医学	2	否
小类	MEDICINE, GENERAL & INTERNAL 医学：内科	2	-

图 3-7 *Chinese Medical Journal* 在中科院期刊分区表中的信息

第四章　中医药科技论文的阅读

科技论文阅读是科学研究过程中的必要环节，在科研活动中占有十分重要的地位，科研人员学术水平的提高需要以广泛和持续地阅读科技论文为基础。不同的科学研究需要选择的阅读内容、方法和技巧也不尽相同，要学会根据中医药相关科学研究的实际情况灵活阅读，做好阅读笔记，提高阅读效率，节约科研时间，避免走弯路。

第一节　中医药科技论文阅读概述

阅读是人类社会活动的重要组成部分，伴随着社会的变迁产生并发展。当今社会，科学技术日新月异，科学研究成果不断推陈出新，面对海量的科技论文，需要有计划地阅读，才能达到事半功倍的效果。认识和学习科技论文阅读的目的、层次和原则有利于把握科技论文阅读的特点，更好地进行中医药科技论文阅读。

一、科技论文阅读的含义

文字是记录和传达语言信息的符号，是人类文明发展到一定阶段的产物。在出现文字之前，人类用语言表达思想感情、交流信息。文字出现以后，人类借助文字创造了更为丰富的思想交流环境。有了文字的记录，就有了阅读的胚芽，也就有了目视口诵的阅读。中国的历史文献中有不少关于阅读情景的记载，例如，《孟子·万章下》中的"颂其诗，读其书"，《荀子·劝学》中的"诵数"，《学记》中的"呻其占毕"等，都是对阅读行为的描述。

阅读是一种通过书面语言、符号获取信息的行为和心理过程，是人们获得知识和经验的重要手段。阅读的主体即阅读者，通常指具体阅读过程中从事阅读活动的人。阅读者是阅读行为的发动者和操作者，决定着阅读的目的、任务、方式和效果。阅读的客体又称阅读对象，广义的阅读对象包括自然和人类社会的一切，狭义的阅读对象是一种以书面语言为主体符号的、固化在物质载体内的作者的精神产品，例如图书、期刊、报纸等。相较于普通阅读，科技论文阅读的主要特点在于：一是阅读主体主要是从事学术研究的人员，二是阅读客体主要是科技论文。

知识经济时代，科技论文的数量与日俱增，阅读的重要性更为显著。对个人而言，阅读科技论文可以用较短的时间了解已有的社会科技成果，而不必重复前人的创造过程；对社会而言，阅读科技论文是人类社会不可或缺的思想交流活动，是推动先进技术发展、提高社会生产水平的重要动力。

二、科技论文阅读的目的

（一）丰富基础知识

科技论文是对科学研究工作成果的科学论述，是某些理论性、实验性或观测性新知识的科学记录，是某些已知原理应用于实际中取得新进展、新成果的科学总结。因此，通过阅读某个领域的最新科技论文，追踪阅读历史科技论文，科研人员能够通观学科领域全局，丰富自身知识基础，提升学术研究水平。

（二）积累研究素材

科学研究得到的结论、学术观点和理论认识，都需要以客观事实为基础，即需要合理的研究素材作为支撑。研究素材可以通过科学考察、科学实验分析得到，也可以通过科技论文来获取。因此，在确定了科学研究主题和计划之后，就应注意阅读相关科技论文积累研究素材，为进一步的研究做准备。

（三）把握学术观点

阅读科技论文可根据科研方向，了解相关领域的研究现状、研究进展及研究结果，确定进一步研究问题等。如果研究方向还不太明确，可以通过阅读科技论文获得启发，帮助寻找研究问题；如果研究方向已经非常清晰，也可以通过阅读扩充知识储备，调整和修订自己的研究方向和范围，避免无意义的重复研究。

（四）学习技术方法

一般来说，研究同一个问题有多种方法和途径，通过阅读科技论文，可以全面了解某个领域已有的研究方法及分析角度，参考已有的选题、设计思路、资料收集、统计分析、写作格式等具体的技术方法，厘清不同技术方法对研究结果的影响，有助于科研人员提高自身的见解和创新力，为后续开展学术研究提供新思路。

三、科技论文阅读的层次

科技论文阅读是一种主动的行为和心理活动过程，一般分为基础阅读、检视阅读、分析阅读、主题阅读四个层次。四个层次环环相扣、循序渐进、层层开展，实际阅读过程中要相互结合应用，才能确保阅读的效率和质量。

（一）基础阅读

基础阅读就是具备初步的阅读能力和掌握初步阅读技巧，是最基本的阅读层次。基础阅读要解决的关键问题是辨认文字符号，知道文字所表达的含义，获得对论文的整体印象。尽管科技工作者早就熟练掌握了这种基础阅读，但是难免还会碰到基础阅读层次上的困难，例如，遇到不熟悉的语种文字或者遇到不认识的专业术语等。解决这些问题并非十分困难，只要采取措施弄明白之后，就能加深理解，加快阅读速度。

（二）检视阅读

检视阅读是一种搜索性的阅读行为，是在有限的时间内，通过系统浏览和粗略阅读，掌握论文内容的脉络或整体结构。检视阅读的目的非常明确，可以带着问题迅速浏览，略过次要的内容，直接搜索需要的内容；还可以对收集到的信息进行摘录，对所读论文的内容进行概括和组织，形成大纲，帮助理解。例如，在 15 分钟内浏览完一篇论文，然后总结出该论文的结构和主要论点。掌握检视阅读需要熟悉并掌握各种工具书，而且要善于运用书目、索引、文摘和各类型数据库等。

（三）分析阅读

分析阅读是在没有时间限制的情况下尽可能完整地理解论文的内容。分析阅读主要应用于需要精读的论文。首先要通过检视阅读掌握论文内容的概貌，然后从头到尾仔细阅读，结合自己的知识和经验，运用综合分析、归纳演绎、抽象概括等思维方法，对论文的内容提炼整理，充分理解作者的主要观点，并对作者的论述作出自己的判断。分析阅读的重点是论文主体部分的引言、材料与方法、结果、讨论、结论等内容，以及作者的研究思路、语言特点等。为了帮助理解，在进行分析阅读的时候，还可以借助圈点勾画、做笔记、提问题、列大纲、绘图表等手段辅助阅读。

（四）主题阅读

主题阅读是复杂的高层次、综合性阅读，是对某一主题的相关论文进行搜集、整理、对比和分析后，建立一套自己的语汇和主旨，是一种"由博返约"的阅读过程。在阅读的准备阶段，根据研究主题整理出相关论文，并用检视阅读浏览论文，找出与主题相关的章节、段落。之后，罗列出一系列与研究主题相关的论点，再将作者针对各个论点的论据梳理出来，弄清楚不同作者研究成果的相同之处和主要区别，最后进行系统分析，得出辩证的、客观的结论。此外，读者还要在结论总结的基础上，积极主动地思考，提出超越这些研究成果的新观点。

四、科技论文阅读的原则

（一）目的明确，有效筛选

由于科技论文类型和阅读方向的多样性，阅读之前要明确阅读目的，并根据阅读的目标需求设定合理的检索策略，减少阅读时间的浪费。对于检索得到的科技论文，要有选择地阅读，注意科技论文的时效性和权威性，找出对自身学术研究有价值的科技论文，并按照一定的主题对阅读过的论文进行分类管理，方便查阅。

（二）发现矛盾，分析局限性

科技论文中相同研究领域常常有着不同的观点和研究方法，对这些不同的观点和研究方法进行对比分析可以提高研究的针对性，并提供新的思路。此外，从科技论文中分析局限性也很重要，这些局限性可能是方法论的局限性、理论观点的不成熟、语言表述的不清晰等。通过对这些局限性的分析可以在学术研究的初始阶段就有一个较高的起点，有助于把握研究方向，减少盲目性，从而让科技论文阅读更有效率。

（三）问题导向，把握前沿

阅读科技论文之前，需要从实际的工作、学习、研究中提出要解决的问题，然后在这些问题的引导下，或围绕这些问题实施与之有关的阅读计划，并通过阅读来回答和解决问题。问题导向原则能较好地解决"为什么读"这一基本问题，有助于明确阅读目标，这也是适应社会和科学规律的一种治学策略。阅读科技论文的过程中，要注意该领域研究成果中未关注或者未解决的问题，避免重复阅读和研究相同内容而浪费时间。此外，对科技论文中出现的新方向、新思路、新领域要着重深入阅读研究，这对追踪研究方向与提高科研水平都有非常重要的意义。

（四）加强思考，批判整合

科技论文阅读的重要意义在于对获取的内容进行思考，并加深批判与整合。无论阅读任何作者的科技论文，都要保证自身思维的独立性和自主性，辩证地看待作者观点，保持"旁观者清"的科学视角，避免"人云亦云"。科学技术的进步需要后来科研人员的对比分析和互相批判，阅读的过程中突破思维定式、加强思考，在认同作者观点的同时还要看到其欠缺之处，这样才能够提高自身学术水平，更快地获得科研创新成果。

（五）勤于交流，提高效率

科技论文阅读切忌"闭门造车"，要善于与人交流，这是快速提升科技论文阅读水平的极佳方式。与相关领域的同行进行思想交流，可以探讨各自所了解的本领域某一方向的研究进展、研究前沿，也可以交流论文阅读中遇到的困惑，这样才可能从他人身上得到启发。对于实验方法，则不必局限于相同领域，实验方法有共性，向曾经做过类似实验的科研人员交流请教，可以避免人力和经费的浪费。也可以在科研组内采取集体阅读与讨论的方式，小组人员分工阅读不同的论文，再分别讲述、互相讨论，从而扩大论文的阅读量，进而提高效率。

（六）循序渐进，持之以恒

科技论文阅读贵在持之以恒，不断积累，写论文时才能水到渠成，得心应手。既要广采博览，打好基础，又要主攻精专。日常学习中，要保持良好的阅读习惯，定期跟踪领域的研究现状，了解科学研究前沿，把握研究态势。针对某一学科领域的核心期刊，尽量做到每一期收录的论文全部阅读，并选择重点内容精读，保持自身知识储备的全面性和前沿性，如果时间有限，至少阅读每篇论文的题名和摘要。同时，为了解有关学科领域的国际发展动态，外文文献的阅读也十分必要，只有增加阅读量，外文文献的阅读效率才会越来越高，才能全面把握本领域的研究动向。

第二节 中医药科技论文阅读的内容

阅读论文是将他人先进的思想内化成自身的认知，需要有目的、有选择、有转化地阅读，才能实现有效的阅读和收获。阅读内容的选择与阅读的目的密不可分。如果需要学习了解他人系统化的理论和实践研究成果，应以学习性阅读为主，以丰富自身基础知识、积累研究素材；如果在学术研究过程中碰到了具体问题，需要掌握学术观点、学习技术方法，应以研究性阅读为主，把握单篇论文的特点，对照问题从中析出有用的信息。

一、学习性阅读

学习性阅读是指以学习知识为主要目的，学习他人经验、丰富知识储备的过程。开展学习性阅读多选择综述型论文、方法型论文和经典型论文等。

（一）综述型论文的阅读

综述型论文即利用已发表的文献资料为原始素材撰写的论文。阅读综述型论文能够对某一专题、某一领域的历史背景、前人工作、争论焦点、研究现状与发展前景等有所了解，是快速掌握某个学科主题领域研究动态和发展趋势的捷径之一。需要注意的是，以回顾、总结过去研究进展为主要内容的综述型论文比较客观，但是针对领域内某个具有争议性问题进行总结、分析或评述，或者以提出观点或科学猜想为主的综述型论文，可能会带有作者个人的学术观点，在阅读时要善于思考和科学分析。一些期刊专门发表综述文献，如 *Annual Review*、*Nature Review*、*Trends*、*Current Opinion*、*Progress* 等期刊。

（二）方法型论文的阅读

方法型论文即论文的内容以研究方法的创新为主。研究方法是科研人员在从事科学研究过程中不断总结、提炼而来的。科学研究共性方法包括归纳与演绎、分析与综合、类比与移植、数学与模型、系统与优化、假说与理论、原型启发与仿生等。学术创新往往会伴随产生许多新的研究方法，而新的研究方法同时会推动学术进一步发展，因此，阅读方法型论文有助于快速了解并掌握领域内科学思维的技巧，特别是阅读核心期刊收录的论文，其方法部分的描述比较细致，对于学习和重复实验具有重要的参考价值。例如，*Nature* 旗下有两种方法类期刊：*Nature Methods* 和 *Nature Protocols*。*Nature Methods* 以发表创新性的方法为主；*Nature Protocols* 以发表成熟方法为主，更重视实验步骤的细节及可重复性，即只要完全按照文献描述去做，就能够掌握和开展实验。此外，随着科学研究的不断深化，科学研究方法也呈现出多样性，例如，*Journal of Visualized Experiments* 期刊将实验过程以视频的方式呈现，并解释实验的注意事项，为初学者自学掌握实验方法提供了良好途径。

（三）经典型论文的阅读

经典型论文即某个领域或某种理论的奠基性论文。经典型论文作为阅读的典范可能是某个学术观点的开篇之作，也可能是研究发展过程中里程碑式的作品。阅读经典研究论文，一是可以了解本领域的研究历史，二是可以从中学习解决重要问题的方法和思路，三是可以把握研究的重点和热点。例如，2004 年诺贝尔生理学或医学奖获得者 Linda buck 和 Richard Axel 发表于 1991 年 *Cell* 期刊上的关于发现嗅觉受体的论文，即为该领域的经典之作。这篇论文开启了现代嗅觉分子机制研究的大门，其中利用 PCR 方法寻找编码嗅觉受体基因的设计极其巧妙，令人叹为观止。

二、研究性阅读

研究性阅读是指在学习性阅读的基础上，对论文的全文进行细致、深入的阅读，从而获得研究的新思路。一篇高质量的论文，就是一个完整的故事，通过阅读能够厘清作者的思路和设计理念。根据科技论文的构成特点，研究性阅读主要从论文的题名、摘要、关键词、引言、材料与方法、结果、讨论、结论、参考文献等几个部分展开。

（一）题名

题名是一篇论文的文眼。通过阅读题名可以迅速把握论文的主要发现、观点及关键词，或者了解论文的类型、研究对象和研究方法等特征。例如，阅读期刊论文《中医康复护士中医护理能力及培训需求调查》的题名，可以了解到论文研究的对象是中医康复护士，同时也会引起我们的兴趣和思考，中医康复护士这一群体的中医护理能力和培训需求现状是什么？

（二）摘要和关键词

摘要是一篇论文的精华，涵盖了研究目的、方法、结果和结论等论文中最主要的信息。通过阅读摘要，可以明确这篇论文是否有深读下去的必要。如果论文对自己的学术研究具有参考价值，就有必要进一步通读全文；如果只需了解一下该论文的研究思路，可粗略地阅读摘要，以明确其主要的研究背景、研究观点和解决的问题等。此外，关键词是对论文核心研究内容的高度提炼，阅读关键词也能够快速抓住论文的研究主题。

（三）引言

论文的引言是作者交代自己选题的依据和本领域研究的现状，阅读引言可以对这篇论文即将展开的研究内容的基本背景以及要研究的问题和目标有所了解，并且掌握作者开展此项研究的思路，从而借鉴作者选题的技巧。通常作者在引言中会引用更有助于引出其研究问题的文献，而不提一些"不利"的文献。因此，在阅读引言的时候，要注意不要被作者"误导"。

（四）材料与方法

材料与方法部分的内容主要呈现具体实验或研究过程，通过阅读可以分析作者如何通过一系列方法阐明研究的内容。在确定学术研究目标后，如果某篇论文的实验方法是日后进行实验设计时需要借鉴的，则进一步深入阅读。如遇到不太熟悉的研究方法，应当查阅资料并弄清楚。由于数据量大和期刊版面限制，许多论文常常有补充材料。在阅读的过程中，补充材料也不要忽视，补充材料有助于对整个论文的理解。

有时候，作者为了更加清晰、直观地呈现研究的主要数据和解释，会在文字表述的基础上辅以图表。图表作为形成作者观点的依据，虽然不是论文的必要部分，但却是论文重要的原创性内容，读懂论文中的图表，再结合文字解释，能够完整地了解作者做了什么、得出了什么样的结果。在分析图表时，要认真思考作者结果的合理性，以及实验方法的可靠程度。

（五）结果

结果部分是论文的根基，是对研究结果的客观描述，是基于数据的事实。为表达清楚，很多研究结果往往需要分类别、分层次、分段来写。阅读时要将论文的每个结果串联起来，分析各个结果之间的逻辑关系，同时注意把握结果、内容与方法之间的关联性。阅读结果部分需重点把握几个问题：一是论文提供的证据能否充分地支持研究主题？二是论文的研究设计和证据提出有哪些优点和不足？三是论文提供的哪些证据仍不能令人信服？

（六）讨论

讨论部分是论文的精华，是作者形成自己观点的分析过程，是对研究结果的阐述、推理和评价。从讨论中可以挖掘作者的科研思维和实验设计理念，这是把握论文创新点的关键。不同的科研人员对同样的数据可能会有不同的分析方式，也会形成不同的看法。阅读讨论部分需重点把握几个问题：一是论文采用的研究方法及获得的结果是否足以支持论文的结论？二是论文的研究结果还有哪些可能的解释？三是本研究与现有类似研究结果有何异同之处？

（七）结论

结论是对研究结果和讨论部分的总结，提纲挈领地阐述解决了什么问题、得出了什么规律、存在哪些不足、今后的研究方向和思路等。一篇论文的结论，对新的课题设计具有十分重要的借鉴和引导作用。阅读论文结论时需重点把握几个问题：一是论文的创新点是什么？创新点体现在研究目标、方法还是结果部分？二是论文的研究有哪些局限性和尚未解决的问题？三是论文的研究结论有哪些重要意义？对于本领域今后的研究有哪些启示？

（八）参考文献

参考文献能反映论文之间的引用关系，是作者借鉴他人学术思想、理论、成果和数据的重要依据，是与作者研究领域密切相关的文献资料。对参考文献进行追踪阅读，可以评估所读论文的学术水平，更加全面和深入地了解某个领域的知识发展历程、研究现状等。在缺乏检索工具的情况下，阅读参考文献能够扩大信息源，获取到更多与主题相关的论文。

阅读参考文献时需重点从以下几个方面入手。

（1）将论文正文的内容与其所引用参考文献的内容关联起来阅读，特别是阅读论文关键点所引用的参考文献，有时某个令人费解的问题能在参考文献的线索和原文中得到启发。

（2）注重所引用参考文献的被引量。如果某篇参考文献在不同论文里多次被引用，则说明论文价值较高，值得获取原文阅读。

（3）注重所引用参考文献的作者。如果该作者的一些观点在相同或不同论文里被多次引用，值得获取原文阅读。同时，以该作者作为检索途径，能够判断作者对所在研究领域的贡献，顺藤摸瓜，还有可能了解到作者所在课题组的科研积累和发展动态，由点到面，对一篇论文的平面化阅读也就升华到全方位立体解读了。

（4）注重所引用参考文献的期刊来源。如果相同或不同论文里多次引用该期刊收录的论文，则说明该期刊在该领域内具有一定重要性，可以根据个人的研究需求和兴趣定期浏览该期刊收录的论文，了解学术进展和热点，开拓思维，提高科研水平。

第三节　中医药科技论文阅读的方法

根据阅读目标选择合适的阅读方法，能够达到事半功倍的阅读效果。阅读方法是指将阅读对象中的知识转化为个人知识并能科学地应用于实际的手段和途径的总称。广义的阅读方法，包括对阅读活动总体的设计、阅读目的的确立、文献的选择、阅读程序的安排、阅读手段的运用、阅读成果的整理和应用等。狭义的阅读方法，主要指阅读程序的设计和阅读手段的运用。阅读方法是人们长期阅读实践经验的结晶。随着科学的发展，阅读方法也在不断地创新变化，科技论文的阅读方法在心理学、生理学、思维学等科学理论的支撑下，不断地完善和丰富。

一、朗读与默读

以阅读形式为标准，阅读方法可划分为朗读与默读。

（一）朗读

1. 朗读的含义

朗读是书面语言的有声化，是将无声的文字转化为有声语言的阅读行为，是用声音再现原作的一种手段。朗读时，文字符号的信息通过视神经传到大脑，大脑语言中枢兴奋，产生神经冲动，并传递到口、咽喉和肺部的肌肉，指挥它们协同运动形成声音，耳朵听到声音后再报告给大脑，最后大脑从声音信号里释出意义来。朗读是阅读的起点，是理解文献内容的重要手段。朗读是眼睛、大脑、口耳等共同活动的阅读，增加了传入大脑皮层的刺激渠道，有利于深入理解文献内容，帮助记忆和背诵。朗读要求语音准确、语意清晰、语流畅达，久而久之，提升阅读者的语言规范性和表达能力。

2. 朗读的方法

朗读要把握好停顿、语速和语调。

停顿：不要一字一句，也不能一气呵成念完，要根据句子的结构适时停顿，更好地传达出感情，读起来才会朗朗上口。句子较短，可以按书面标点停顿；有些句子较长，结构也较复杂，在不破坏句子结构的情况下，为了表达清楚意思，中途也可以做短暂的停顿。需要注意的是，朗读古文献时，要在熟悉字词和段落结构的基础上，正确断句，体会古汉语的韵律，从而加深理解和记忆。

语速：朗读的语速需要与阅读内容的情境相适应，根据文献的思想内容和语言特色来处理，并根据自身的阅读和理解水平灵活调整。适当掌握朗读的快慢速度，可以增强语言的表达效果。

语调：语句中声音高低升降的变化，能够更细致地表达不同的思想感情。朗读叙述文、说明文等一般使用平直调，语调始终平直舒缓，没有显著的高低变化，更接近于生活中自然谈话的语言。

朗读需注意以下几点：第一，尽量营造适宜的朗读环境，避免外界干扰或干扰他人。第二，要全神贯注，集中注意力在朗读的文献中，揭示语言本质及逻辑链条，把朗读的文献内容、语言转化为自己的理解、感受和思维活动。第三，进行必要的反复朗读，做到朗读流畅，力求熟读成诵。

（二）默读

1. 默读的含义

默读是不出声的阅读，是主要依赖于视觉器官和思维活动进行的阅读。默读时，文字信号所传递的信息通过视神经传入大脑，大脑接收到这些信息后直接释义。默读省略了朗读过程中口发声以及将声音报告给大脑的过程，有利于加快阅读的速度。默读过程中，可以边读边思考，有利于正确深入地理解文献内容，培养专心致志的阅读态度和习惯。相较于朗读，中医药科技论文更适合默读。

2. 默读的方法

默读要做到眼到、心到和手到。眼到是指保持适当的速度用眼睛扫视文献内容，尽量减少视线停滞的时间与次数；心到要求眼睛看到哪里，思维就跟到哪里，通过"读"和"思"领会阅读的内容。手到是指默读的同时对重点和难点进行标记，论文中难以理解的内容，可以反复多读几遍。

训练默读技能可以分三步进行：第一步，学习默读初始阶段，可以低声朗读，保持阅读者自己能听到即可，并熟悉阅读的内容；第二步，逐步纠正朗读习惯，练习无声阅读，要求理解阅读内容的主旨；第三步，完全默读，要求眼睛的视线移动速度较快，并能在读后正确无误地理解或记忆阅读的内容。

二、快读与慢读

以阅读速度为标准，阅读方法可划分为快读与慢读。

（一）快读

1. 快读的含义

快读即快速阅读，是指在有限的时间内，尽可能地加快阅读速度，了解论文全貌的一种阅读方法。信息爆炸时代，快读可以帮助我们从论文中迅速地吸取有用信息，从而大大提高时间利用率，是当今社会一种重要的阅读方法。但是快读并非盲目追求阅读的速度，而是建立在准确理解和识记知识的基础上，学会正确的快读，有利于提高学习效率和开发智力。

2. 快读的方法

快读需要把握以下几点：第一，思想高度集中，做到心无旁念、专心致志；第二，视线垂直移动，充分发挥视线"余光区"的有效视觉作用；第三，阅读时不出声、不动唇，尽量默读，朗读会影响快读的速度；第四，不重复阅读，不回视，对不理解的内容待全文读完后可复看；第五，边阅读边理解，既要抓住对关键词语和基本概念的理解，又要把握文献的核心主题和观点；第六，灵活掌握快读技巧需要勤练习，通过常读、多读有意识地进行自我训练，要循序渐进，逐步加快。

一般来说，快读适用于查考、消遣或者浏览等阅读目的，如阅读报纸、通俗读物、科普文献、综述论文等。

（二）慢读

1. 慢读的含义

慢读即慢速阅读，是指用足够的时间，逐词逐句地领会论文内容的一种阅读方法。从阅读时的视线运行看，快读与慢读大不一样。快读时，视线在文字上从上到下垂直移动。慢读时，视线是从一行文字的开头到一行文字的末尾，再返回到下一行的开头，就这样依次反复阅读，视线会遍历所有的字里行间。慢读法不求其快，但求其深，能够更好地品味内容、吸收知识和培养耐心。

2. 慢读的方法

慢读要做到读书知义，可以从 Why（何因）、What（何事）、Where（何地）、

When（何时）、Who（何人）、How（何法）六个方面提出问题进行思考。Why 是研究的背景——为什么做；What 是研究的目标——做什么，做成什么；Where 是研究的地点——在哪儿做；When 是研究的时间——什么时候做；Who 是研究的对象——谁来做，样本是谁；How 是研究的方法——怎么做。带着这六点问题去阅读论文并找到答案，就可掌握论文内容的基本框架。

一般来说，慢读适用于学习、研究或者评价等阅读目的，如阅读重要教材、经典著作、科学专著、实验性研究论文、哲理性文章等。

三、通读与略读

以阅读范围为标准，阅读方法可划分为通读与略读。

（一）通读

1. 通读的含义

通读是指以较快的速度从头到尾读完论文，了解论文的整体结构和研究脉络的阅读方法。通读是对论文的初步感知，能够取得"鸟瞰全景"的阅读效果，目的是对论文有轮廓式的认识，掌握中心和要点，明确与自身学习或研究的关系，以便决定是否进一步深入阅读。

2. 通读的方法

通读应重点把握以下几点：一是掌握合适的阅读速度，优先选择快读，以保证阅读的效率；二是要完整地读一遍论文，阅读过程中不必"咬文嚼字"，要着意于对论文整体内容的感知；三是阅读过程中注重思考和标记，阅读完要能梳理清楚各个章节或段落之间的关联，不理解的地方可以做好标记。

（二）略读

1. 略读的含义

略读是指通过快速浏览论文，从论文中找出需要进一步阅读的内容的一种阅读方法。略读并非"走马观花""浮光掠影"式的阅读，它要求阅读过程中要提纲挈领地把握论文重点内容，忽略与主题没有重要关联的部分，是一种有目的、有重点、有取舍的阅读，能够节约阅读时间。略读的目的在于调研、查找与自己学习、工作、研究等有关的信息资料，或者是掌握有关问题的现状、趋势等。

2. 略读的方法

略读可以采取跳跃式方法，把那些无关紧要的，或早已熟知的内容，如过渡性词语、引证的材料、推论的过程等，整行、整段乃至整页地跳过去，只寻找主要的论点、新颖的见解、争论的焦点或者是自己所需要的材料。

略读重点把握以下两点：第一，浏览论文的题名、摘要和关键词部分，初步判断这篇论文与阅读目标和研究主题的相关性。可以阅读标题的核心词或短语、摘要部分的核心句子，即确定这篇论文用什么方法做了什么，从而更加有效快速地判断这篇论文中是否有自己需要的信息。第二，快读通读论文，并梳理清楚论文的组成结构，找到需要进一步阅读的内容部分。例如，想要了解实验方法手段，可以直接快速阅读论文的实验部分内容；想要了解研究现状、背景信息等，可快速阅读前言部分的内容等。

四、泛读与精读

以阅读深度为标准，阅读方法可划分为泛读与精读。

（一）泛读

1. 泛读的含义

泛读是快速、广泛地获取大量论文的阅读方法。泛读一般读得快而不深，对论文的内容只做粗浅理解，这种阅读方法可以在较短时间内吸收大量信息，适用于收集阅读资料阶段。泛读可以开阔视野，活跃思维，丰富学识。泛读也可以迅速把握相关领域的研究动态，夯实牢固理论根基，为今后的深入学习和研究奠定基础。

2. 泛读的方法

使用泛读法阅读论文时，需要注意以下几点：第一，制订阅读计划，根据研究主题和阅读目标，广泛而全面地收集阅读材料，不局限于某一种期刊或论文类型；第二，泛读不是漫无目的地滥读，对收集到的阅读材料要科学筛选，优先选择适合自身水平的、高质量的论文进行阅读；第三，在阅读时不拘泥于细节，尽量从宏观的角度阅读论文，把握论文的整体脉络，提高阅读效率；第四，阅读时重视知识的归类和整理，方便日后查找和应用。

（二）精读

1. 精读的含义

精读是根据具体的阅读目标，对论文内容进行逐字逐句、全面透彻的阅读和理解的一种阅读方法。精读有利于透彻思考和理解内容，是开展深入研究最主要、最常用的阅读方法之一。精读需要读者同时兼备耐心、恒心与细心，它不仅是一种优秀的阅读习惯，更意味着一种孜孜以求的治学精神。

2. 精读的方法

精读要求对论文进行多角度深入的研读，需要花费较多时间对论文反复钻研，仔细咀嚼，不仅要从字、词、句、段等微观角度理解内容，还要从脉络线条、框架结构等宏观角度剖析，以全面而深刻地理解论文阐述的内容。精读完一篇论文后，需要对论文进行总结和评述，才可算作真正地读懂了这篇论文并能为学术研究提供辅助。完成一篇论文的精读后，至少要能回答下列问题：

（1）论文的研究属于哪个学科主题领域？

（2）论文前言部分提出了什么科学问题？解决这个问题的意义是什么？

（3）论文的研究目标是什么？

（4）论文中的主要研究方法是什么？这个研究方法有何优缺点？

（5）研究的结果和结论是什么？是否准确回答了前言中的科学问题和达到了研究目标？如果没有达到目标，该如何改进？

（6）读完论文你有何体会？同类的工作如果由你完成，如何凸显新意？

五、综合阅读方法

（一）中国传统阅读法

中国古代影响深远、系统的读书方法是宋代哲学家、教育学家、文学家朱熹的读书法。朱熹强调读书穷理，认为"为学之道，莫先于穷理；穷理之要，必在于读书；读书之法，莫贵于循序而致精；而致精之本，则又在于居敬而持志"。朱熹的弟子整理其训导，概括归纳出"朱子读书法"，即循序渐进、熟读精思、虚心涵泳、切己体察、着紧用力、居敬持志。这"六条"不是孤立的，是相互联系、有内在逻辑并有机地结合在一起的，是一个完整的读书、求学、进业的步骤和理念。

循序渐进包含三层含义：一是读书要遵循一定的次序，一本书读明白之后再进行下一本；二是根据自己的实际情况和能力，安排读书计划并执行；三是读书要扎实地打好基础，不可囫囵吞枣，急于求成。

熟读精思是发现问题和解决问题的过程。熟读的目的在于精思，既要熟读成诵，又要精于思考，要求做到对知识的融会贯通。

虚心涵泳强调读书不仅是为了获得知识，寻求义理，更重要的是要将所学的知识落实到自身修养的提高上。"虚心"即读书时要静心思虑，仔细体会书中的本意，不要先入为主，牵强附会。"涵泳"是指读书时要反复思考，细心品味。

切己体察强调读书需要心领神会、身体力行，即从所读的文章中要提出自己的见解，并将所学知识应用于实践。

着紧用力体现读书的勤奋向学精神，即读书要抓紧时间，精神振作，奋发踔厉，笃行不怠。

居敬持志既是朱熹的读书法，也是其道德修养的重要方法。"居敬"是指读书时必须注意力高度集中，全神贯注。"持志"强调要树立远大的志向，并且有顽强的毅力，长期坚持而不松懈。

元代程端礼的《程氏家塾读书分年日程》是宋代朱熹"朱子读书法"的衍生物，使之形成条理清晰的规章和程式，对后世的读书风气影响较大。《程氏家塾读书分年日程》对阅读的具体步骤作了清楚的说明："每句先逐字训之，然后通解一句之意，又通结一章之意，相接连作去，明理演文，一举两得。"这种讲求由字词、句及篇的阅读法，仍然是我们今天阅读文言文的一种重要方法。

总体来说，中国传统阅读方法主要针对儒家经典阅读，有些阅读原则更加契合当时的时代背景，但是其中反映的读书学习基本规律和要求，对后世具有深刻的借鉴价值。

（二）三步阅读法

中国现代作家茅盾先生在 1942 年总结出一种"三遍读书法"。他认为，读书起码要读三遍：第一遍最好很快地读完，这就好比坐飞机鸟瞰桂林全景；第二遍要慢慢读，注意各章各段的结构；第三遍要注意到它的炼字炼句。归结起来，这三遍就是鸟瞰式（求得初步印象）—精读式（品味作品妙处）—消化式（吸收各种精华）。

对于读书，学贯中西的梁启超认为要掌握三个步骤，即鸟瞰、解剖、会通。鸟瞰是把文章快速浏览一遍，了解文章的主旨内容，整体上把握文章的重点、难点。解剖是指揣摩文章是怎样写的，尤其是对文章的重点、难点细细探究，由表及里，抓住精髓。会通是把全文综合起来，融会贯通，并根据文章的背景和方法探究文章的成因，以便对文章有更透彻的把握。

叶圣陶先生在数十年的教学、写作经历中，总结出一套行之有效的"三步读书法"，即对重要的、需要精读的文章，分初读、复读、再读三步进行。初读，强调求疑，就文章的一篇、一章或一节逐句循读，摘出不了解的部分，然后对不了解的部分先自求解答，再翻阅参考资料进行验证。复读，强调答疑，目的在于明了全篇的大意，对文章内容进行综合归纳，深入理解文章的脉络和要点。再读，强调复核，即对文章再细读一遍，对内容吸收和创新，学懂的内容要牢记和体会，还要下功夫研究并不断深化，以至转化为自己的成果。

法国18世纪文学家卢梭把自己的读书方法归纳为这样三个步骤：储存、比较、批判。所谓储存，即"完全接受"所读文献的观点，"不掺入"自己的观点，也不和作者争论，意在积累知识；所谓比较，即在脑子里复习并和以前学过的东西比较，用理智的天平来判断每一个问题；所谓批判，就是弃其糟粕，取其精华。

针对科技论文，完成一次高效阅读，也可以分三步进行：第一步是略读，即从头至尾对论文快速浏览一遍，掌握其内容概要，对论文结构有一个全面的了解；第二步是精读，是在略读的基础上，找出文献中的重点或关键问题逐字逐句地读，并与自身学习、工作、研究相结合进行深入的思考，以求能基本消化论文核心内容；第三步是选择性阅读，即对那些表达见解或观点的重要之处再重复读一遍，以加深理解、总结评价。

（三）SQ3R 阅读法

美国教育心理学教授弗朗西斯·普莱森特·罗宾逊（Francis Pleasant Robinson）在其1946年出版的《有效学习》（*Effective Study*）一书中提出 SQ3R 阅读法。SQ3R来自英文单词 Survey（浏览）、Question（提问）、Read（阅读）、Recite（复述）、Review（复习）五个英语单词的首字母。SQ3R 阅读法是一种提升研习能力的阅读方法，这种阅读方法非常适用于高度结构化的文本，由于这种阅读法具有较强的实用性，深受世界各地学者的推崇。

SQ3R 阅读法又称五步阅读法，具体实施步骤如下：

第一步，浏览。浏览是粗略地了解论文全貌，重点浏览论文的题名、摘要、关键词、正文的各级标题、图表、注释和参考文献等内容，对论文有个"半面之识"。浏览的特点是快而不深，全而不细。通过浏览，可以用少量的时间获得需要的信息线索，确定需要进行精读的章节、段落。

第二步，提问。提问是在浏览的基础上进行，提问阶段的阅读比浏览阶段的阅读更加具体和细化。在阅读时，重点关注需要精读的章节，多加思考，提出相关问题，例如"这一章主要讲了什么内容？""这种研究方法我是否掌握？"等。阅读结束后，认真琢磨其中的一些观点，同已经掌握的观点或知识建立联系，并尝试解答。带着问题阅读有助于激发阅读兴趣、启迪思维、加深理解，是批判性阅读思维建立的过程，避免了盲目从众，应该贯穿于整个阅读过程。

第三步，阅读。阅读是带着问题对论文从头到尾进行深入细读，逐字逐句，穷原竟委。阅读时，要梳理清楚论文的框架结构，概括出各章节要点，专门知识、关键词语要弄清楚其准确意义，重要、难以理解的部分要深入思考、反复阅读，必要时需要圈点勾画或做阅读笔记，以保存"知识印象"。

第四步，复述。所谓复述，并非死记硬背，而是复盘阅读过的论文，概括论文的核心研究内容。要在深入理解的基础上将论文的中心思想及章节的主要内容复述出来，有些重点知识可适当整理后，形成自己的思维导图。通常意义上，复述其中的内容越精准，也就代表着对于内容的理解越透彻。这是自我检查阅读效果的方法，也是巩固记忆的手段。

第五步，复习。"温故而知新"，复习有帮助记忆、加深理解、知新等作用。复习的时候需要将之前所经历的步骤重新回顾一遍，做到彻底而全面、高效而系统。需要长期保留记忆的内容要反复复习，根据德国心理学家赫尔曼·艾宾浩斯（Hermann Ebbinghaus）的记忆遗忘曲线，遗忘的规律是先快后慢，在复习阶段初期，应该多进行复习，随着时间的推进，逐渐减少复习，在长期记忆形成后，可以间隔较长时间进行复习。每个人的遗忘速度不同，具体的复习频率因人而异。

第四节　中医药科技论文阅读的技巧

信息技术飞速发展的今天，科技论文的数量浩如烟海，想要快速而准确地获得所需论文，并在科学研究中学以致用，就需要科学规范、有技巧性地阅读论文，减少不必要的劳动浪费，提高阅读效率，做到阅读时游刃有余。阅读论文是一个长期的过程，需要一个良好的心态，潜下心来全身心地投入阅读中并持之以恒，阅读论文的能力和水平会在长期积累中提高和升华。

一、把握科学的阅读顺序

科技论文的阅读是一个由经典到前沿、由通用理论到具体应用的过程。针对科学研究的不同需求，需要从不同的角度把握科学的阅读顺序。

从论文的语种来看，如果自身的外语水平有限，可以先读中文文献，再读外文文献。汉语作为母语，阅读起来更为顺畅，理解和掌握相关内容也更准确。确定好阅读主题后，首先从中文文献开始阅读，了解该领域的发展历史和基础知识。其次，阅读相关主题的外文文献，了解国外相关主题领域发展脉络和趋势。最后，从论文的参考文献顺藤摸瓜继续深入阅读论文，逐渐就进入研究领域了。当然，许多外文文献记录了经典理论和科研前沿，如果可以直接读懂外文文献，会受益匪浅。

从论文的类型来看，先读综述型论文，再读研究型论文。在科学研究的起步阶段，由于尚不熟悉研究领域的基本情况，可以先阅读具有较强的系统性、总结性的综述，通过阅读快速、全面地了解该主题领域的发展历史、研究现状、研究方法等。科学研究过程中，根据研究工作遇到的具体困难，有针对性地阅读相关方法型或经典型论文，学习其中解决问题的方法、写作的思路和亮点。日常学习中，也可以根据研究方向和兴趣，选择性阅读最新、最有启发的论文，扩展自己的视野。

从论文的结构来看，如果在寻找课题阶段，可重点阅读讨论、结论及展望。在课题设计阶段，可主要阅读材料与方法。如果只需了解一下该研究的思路，则可选取摘要、参考文献进行泛读。

针对单篇论文，如果打算通篇精读，可以采取以下阅读思路和顺序。首先，阅读标题、摘要、参考文献，确定论文的主要内容与自己的研究是否相关，特别是高质量论文的参考文献，值得追溯阅读。其次，阅读引言、结果、结论，其中引言最重要，阐述了现有研究存在的问题、作者准备解决的问题和采取的方法；阅读完引言后如果有继续阅读的兴趣，则阅读结果和结论，浏览正文所有图表，并进一步阅读文字内容部分。如果该论文确实有阅读价值，则进入下一阶段，阅读材料与方法、讨论部分，详细了解论文的研究过程、解决了前人哪些问题、还有哪些不足等。如果打算进一步解决该问题，则新课题应运而生。简单来说，根据论文的组成结构，单篇论文阅读的具体顺序是：标题、摘要、参考文献、引言、结果、结论、图表、材料和方法、讨论、作者单位、作者、关键词。

此外，要优先阅读高质量的论文，确保参考内容的权威性和科学性。例如，阅读权威期刊上收录的论文、引文频次高的经典论文、权威学者或是成熟的课题组发表的论文等。

二、多种阅读方法相结合

科技论文阅读作为科研人员的一项基本功，贯穿于科学研究的整个过程。不同的科研阶段适合不同的阅读方法，阅读论文过程中要灵活地将多种阅读方法结合起来，有效地利用阅读时间，提升阅读能力，丰富知识储备，提高科学素养。

科学研究初期，科研人员需要对研究主题领域的学术史有一个大致而宽泛的了解，该阶段可以采用泛读法汲取各种知识点，梳理国内外研究现状，为开展具体的科学研究打好基础，并结合自己的研究兴趣和知识积累，明确研究领域内亟待解决的重大问题。

科学研究真正入门是在研究中期。首先，运用略读法查阅大量该领域的理论和实验文献，熟悉该领域的研究方法，以此找到研究的切入点，确定研究的思路和方法。展开实际研究时，针对研究过程中出现的问题，可以运用泛读法继续查阅文献，并精读高质量论文或与课题研究相近的论文，进行对比分析，逐个解决疑问。

科学研究后期是将研究所得数据进行整理和总结，给出模型、机理、结论，发表成果等。该阶段为了分析、解释实验中出现的某种现象，或者为了支持研究中提出的某个观点，需要围绕实验结果或研究结论再次进行泛读，以确定论文发表之前论据具有足够的说服力或者结论具有新颖性。

三、注重阅读笔记

"好记性不如烂笔头"，阅读笔记不仅可以帮助加强记忆、熟悉文献，而且便于管理和分析文献，帮助论文写作，总结一套适合自己的笔记方法，能够有效提高阅读效率。在阅读论文时，可以通过做阅读笔记的方式记录下重要的内容，供以后参考、引用和学习。同时，要重视在阅读时闪现的灵感，随时记录阅读中产生的新想法，这很可能会激活思维，获得意想不到的收获。阅读结束后，要善于总结笔记，总结该研究领域前人已经研究过什么、已经有哪些肯定的结论、有哪些方面还需要进一步探讨等，进而挖掘相应的创新性研究课题。也可从中发现他人研究的优点和缺点，取长补短，不断完善自身的科研设计和研究方向。

四、塑造批判性阅读思维

批判性思维是一种理性的反思性思维，是分析、质疑现有的假说，并通过一定的论证过程寻找更具合理性和有效性假说的思维方法。批判性思维所谓的"批判"是一种科学的态度和方法，强调思考和分析，即对质疑性的观点采用有效的说理方式进行论证。

科学知识本身是不完善的，会随着新的证据和理论而出现更迭，科学研究是探索未知的领域，科学研究的进步性要求以批判的眼光去审视前人的研究。对待论文的态度是，要重视论文，但又不能唯论文，因为论文具有时代上的局限、认知上的局限、实验条件上的局限。批判性阅读就是发现、研究新的线索，以及去伪存真的过程。阅读论文时，应当保持独立思考，审查立论所依据的事实证据是否科学、收集证据所使用的方法是否适当、推理时概念是否准确有逻辑、结论是否恰当等，要准确地评价论文，既不因循守旧，也不轻信盲从。

批判性阅读可以从以下几点入手。

（1）思考作者产生某个观点的理由。例如，是基于理论、事实还是个人观点？理论和事实是可以被证实的，个人观点不一定具有有力的推理。

（2）对比不同作者对某个观点的异同看法，注意作者自己或者其他作者有没有对该篇论文进行过修正或评价。

（3）批判前人的理论或结果。例如，判断论文中的模型或机理的前提是否合理？调研的范围是否恰当？实验方法是否需要改进？

（4）从现有的论文寻找新课题的切入点，这是创新的基础。

值得注意的是，研究某一主题领域的初始阶段，要做到批判性阅读是比较困难的，也是不切实际的。可以先通过精读综述型论文、经典型论文来增加相关知识储备，学习这些论文理解问题的角度和深度。当论文阅读量积累到一定程度，了解他人做了什么之后，才能科学地判断他人没做什么，他人所做是否正确，其结论是否经得起推敲等，如此日积月累，批判性阅读方能得心应手。

五、结合文献特点阅读

（一）中医药外文文献阅读技巧

对于初次接触外文文献的读者来说，阅读外文文献是一件让人望而生畏的事情。其中，复杂的句型、大量的中医药专业词汇以及对外语的抵触，是造成外文文献阅读障碍的主要原因。外文文献阅读最重要的一点是做到潜心阅读，主要有以下几点建议。

1. 掌握合适的阅读速度

快速阅读适用于在不深究文献内容时使用，只能对文献内容有初步的印象。需要理解外文文献内容时，阅读速度不宜过快，否则对把握文献中的某些关键细节是不利的。

2. 摘抄和分析不易理解的长难句

外文文献里经常出现复杂的句型，可以根据语法对这些句子进行分析，必要的时候进行摘抄，方便回顾和记忆。

3. 利用翻译软件辅助阅读

看外文文献难免遇到生词，为了避免生词影响对全文的理解，要利用合适的翻译软件辅助阅读，特别是翻译软件的屏幕取词功能，能够有效提高阅读效率。

4. 允许"不求甚解"

阅读外文文献时，很难做到完全理解所有细节，对尝试理解但确实很难理解的内容可暂时忽略，继续往下阅读，控制好阅读的速度，避免过度执着于重复阅读某一段，否则不利于理解，也浪费时间。

5. 图文分开阅读

文献中图表和文字描述是各自独立的，如果图文交叉阅读，需要花费很多时间寻找对应内容的断点位置，这样不利于思路的连贯性。因此，为了保证合理的阅读速度和对全文的理解，可以先通读文字然后分析图表，或者先浏览图表，对文献内容有了大概了解后，再读文字厘清思路。

6. 分解目标，逐步深入

精读一篇外文文献很难做到一次就理解透彻。为了提高阅读的兴趣，可以把最终目标分解成一个个小目标去阅读，这样按部就班就能"吃透"文献。例如，第一次阅读时，看文献的整体思路；第二次阅读时，理解具体的实验细节；第三次阅读时，弄清楚原理并分析结果。

（二）中医药古籍文献阅读技巧

中医药古籍文献是人类祖先留给后世的珍贵遗产，凝聚着人类智慧的结晶，其中被传诵不衰的经典著作，为我们求知起到了重要的领航作用。中国古籍缺乏完整的标点符号系统，传统的阅读方法特别强调字词句，主张熟读精思，细嚼慢咽。认为"轻语言文字，是犹渡江而弃舟楫"，因此，字求其训——对每一字都要加以解释，句索其旨——

每一句的意思要加以串讲，然后才是篇章。阅读中医药古籍文献可以从以下几个方面展开。

1. 预读

预读的目的是熟悉内容，从整体上把握文章的内容。预读的技巧如下：

（1）利用工具书，结合注释，辨识生字、生词。

（2）通读全文，把握文章的基本内容和文体特征。

（3）扩展阅读与文章相关的文献，扩大知识面，帮助更为全面、深刻地理解内容。

2. 摘录

摘录的目的是自学存疑，明确学习的重点和难点。摘录的技巧如下：

（1）摘录文章中的生字、生词、经典名言与难句。

（2）确定并记录文章的重点内容和产生的疑难问题。

3. 解读

解读的目的是通过语言分析，把握文章表现出来的著者的观点、态度或思想倾向。解读的技巧如下：

（1）结合语境，从句子结构和上下文去理解疑难语词和句子的含义。

（2）利用古汉语常识具体分析文中特殊的语言现象。

（3）口头或书面翻译文章或文章片段，深入地理解文章。

（4）通过和其他人进行讨论，针对重点和难点进行突破。

4. 品读

品读是对文章的思想内容、章法结构、语言表达、艺术风格等方面进行文学和美学的鉴赏性阅读。品读的技巧如下：

（1）从文体特征出发，深入理解文章的语义、语法和表现技法等。

（2）从思想内容方面对文章的具体特征和著者的艺术个性进行分析。

（3）查阅文献资料，梳理重要的实词、虚词和语法问题，以巩固所学知识。

5. 诵读

诵读的目的是在对文章理解的基础上，加深体会，强化记忆，丰富语言，累积知识。诵读的技巧如下：

（1）反复朗读，力求熟读成诵，并且要读对字音、准确停顿、把握节奏。

（2）背诵名篇、名段和名句，准确记忆。

（3）整理阅读笔记，总结学习成果。

第五节　阅读笔记

阅读讲求"四到"，即眼到、口到、心到、手到。在阅读过程中要清晰完整地保存学习所得的知识，不仅需要良好的记忆力，还需要开展一些能够让知识长久保留下来的工作，也就是"手到"。一般情况下，我们采用的方法是通过文字、符号等把知识记录下来，也就是做阅读笔记。

一、阅读笔记概述

（一）阅读笔记的含义和作用

阅读笔记是人们在阅读文献过程中把需要记录的、有待查证的或需要深入思考的内容以及阅读感想以书面形式进行记载的一种文体，是阅读文献时所做的记录。做好阅读笔记有如下作用。

1. 能形成永久的记录

阅读笔记借助于一定的文字、符号和载体将阅读所得记录下来，靠客观事物而非抽象记忆记录，有利于学习所得知识的长久保存。

2. 有助于长期记忆

学习是一个长期记忆的过程，头脑记忆存储具有一定的局限性，头脑记忆经过一段时间之后可能会出现具体细节模糊，甚至是彻底遗忘的状况，详细的阅读笔记可以弥补记忆的这一缺陷。另外，记阅读笔记是眼、耳、手等多种感官协同配合的活动，更有助于加深记忆。

3. 有助于加深对阅读内容的理解

一边阅读，一边写读书笔记，不仅能记下阅读时产生的闪光思想和精彩语言，还可以帮助我们在阅读的过程中不断释义、组织和理解阅读内容，将它们与我们已有的知识联系起来，有利于阅读内容的系统化和深刻化，让我们对文献的理解变得更加透彻。

4. 有助于激发创造过程

对于阅读者来说，阅读不仅是一种学习，也是一种发现与创造。在不断阅读的过程中，文献中的某些内容会触发新的想法、思考，有经验的读者会把这些新的想法、思考记录下来，避免转瞬即逝。新的想法、思考逐渐积累之后会逐步形成一些独到的见解，这个时候就会产生进行科学研究、发表看法或撰写论文的愿望，这些阅读笔记也会成为创造过程中的有利支撑材料。

5. 有助于为后续的论文写作积累材料

科技论文写作需建立在大量的参考资料基础上，这就要求我们要在平时的阅读中逐步搜集对日后有用的材料。阅读笔记可以帮助我们记录对写作有参考价值的观点、数据等，铢积寸累，积累起充足的写作参考资料。

6. 有助于节省查找资料的时间

不同研究人员关注和研究的主题不同，通用目录索引之类的工具不可能完全符合个体个性化研究的需要。我们在阅读的过程中，将有参考价值的内容通过阅读笔记的方式记下来，可以建立起属于自己的主题资源索引，在后续的写作过程中能帮助我们快速定位到具体的某篇文献，节约查找资料的时间。

7. 有助于提高写作水平

做笔记是一个把读、想、写结合起来，对阅读收获和体会进行加工和整理的过程。做笔记可以不断地帮助阅读者练习提炼概括、语言组织、逻辑表达和综合分析等能力，锻炼理性思维，练文笔，有助于我们提高写作水平。

（二）阅读笔记的类型

阅读笔记按照记录内容可以分为摘录式笔记、评注式笔记、心得式笔记、提纲式笔记和标画式笔记。

1. 摘录式笔记

摘录式笔记是在阅读文献时把原文中一些重要信息准确无误地抄录下来的笔记类型。摘录式笔记可以分为：①索引式笔记，只记录文献名称、详细出处，方便后续回忆和总结阅读过的文献。②抄录式笔记，把文献中重要的观点、精彩的描述，以及对自己研究有用的公式、方法、数字等内容记录下来，方便自己写论文时引用。抄录式笔记一定要及时按照引用格式标注好文献的基本信息及所摘录内容在原文献中的位置，以便减轻后续论文写作引用时的工作量。③摘要式笔记，摘要式笔记突出一个"要"字，用简明扼要的语言把所读文献的要点和主旨记录下来，起到提示的作用。摘要式笔记最好也注明原始材料的出处，以备日后查用。摘录式笔记要注意不能遗漏文献中的重要观点，不随意增加原文中没有的观点，忠实于原文的意思，切忌断章取义。

2. 评注式笔记

评注式笔记是在阅读文献时对文献中的某些重要内容提出看法和心得的笔记类型。评注式笔记可分为：①批注式笔记，直接在文献上做批注，并在空白处记录自己阅读文献时对文中相应内容的感受、体会、评语、疑问等；②补充式笔记，读完文献之后，如感到原文有某些不足，可在原文的基础上加以补充，使其更加完善。评注式笔记是非常个性化的阅读笔记类型，可以忠实捕捉在研读文献过程中乍现的灵感，有利于为论文的写作提供新的思路和观点。

3. 心得式笔记

心得式笔记是在读完文献后，将自己的体会、感想、收获及所受到的启发等记录下来的笔记类型。心得式笔记又可以分为：①读后感式笔记，在读完文献并经认真思考后，有感而发，联系实际，用自己的语言把阅读后的体会、收获或感想记录下来。②综述式笔记，是就某一问题读了若干文献之后，经过分析、整理、概括、归纳而写成的综述，是作者对一批相关文献内容的总结和记录。③述评式笔记，是在综述式笔记的基础上加上自己对阅读内容的认识、理解和评论观点，有述也有评。

4. 提纲式笔记

提纲式笔记是将阅读过的文献内容概括提炼，进行分析归纳，简明扼要地体现出文献的基本结构和基本逻辑的笔记类型。当阅读的文献内容很多，无法一一摘录时，便可以用记提纲式笔记的方法，提要钩玄，概括其主要内容、特点等，目的在于简明扼要地记述文献的内容，以备将来使用时，能够快速地回忆起阅读内容，找到需要的文献。写好提纲式笔记需要对文献进行通篇阅读，理顺逻辑关系，并勤加练习。写提纲式笔记的过程既是对原文的消化过程，也是对原文的研究过程，因此，练习写提纲式笔记能培养分析、综合能力，有助于提高分析文章中心内容、结构和逻辑的水平。

5. 标画式笔记

标画式笔记是在文献的原文中，用各种符号，例如直线、双线、曲线、圆圈、箭头、方框、星号等标识出重点、难点、要点等，目的是突出相关内容，加深印象，辅助阅读。各类符号的使用没有强制规定，读者可根据自己的需要选择，作用自行定义，起到引起注意、明确、醒目的作用即可。另外，也可以巧用色彩，用不同的颜色标注内容，鲜亮醒目的颜色常用来标识重点，饱和度次之的颜色常用于标注次重点。颜色的使用也没有强制规定，读者也可自行定义色彩的重要性排序，方便快速区分出不同的重点即可。需要注意的是，实际应用中也不宜使用过多颜色，以免造成标记混乱，反而不便于区分和阅读。

（三）阅读笔记的撰写方法

1. 康奈尔笔记法

康奈尔笔记法也叫作 5R 笔记法，由美国康奈尔大学教授沃特尔·鲍克（Walter Pauk）提出，而后被众多人接受并运用。康奈尔笔记法是一种系统化的笔记方法，涵盖了从阅读记录到课后复习的全过程。康奈尔笔记法有固定的格式，首先需要将笔记本分为三个部分（如图 4-1 所示）：右侧部分通常叫作"主栏"，左侧部分叫作"副栏"，"主栏"宽度可设置为"副栏"的 2 倍左右；笔记本下方留出部分空白，叫作"总结栏"。制作康奈尔笔记主要包括以下 5 个步骤：记录（Record）、简化（Reduce）、复述（Recite）、反思（Reflect）和复习（Review）。记录是在阅读的过程中把认为重要的内容以段落或者提纲的形式写在"主栏"里。简化是对"主栏"的内容进行精简或者归纳。需要尽可能省略形容词和副词，保留名词和动词，以关键词、关键短语或短句的形式将阅读内容简明扼要地记录在左侧的"副栏"中。简化是一个加强记忆、提升理解能力的过程。复述是通过记忆完成对阅读所得内容的复盘和巩固。具体来说就是不依赖"主栏"，利用"副栏"所记录的内容唤醒记忆，尽量完整地复述并回忆阅读的内容，帮助自己强化记忆。反思是根据自己阅读和复述的情况对笔记内容进行修正和完善，例如补充相关内容，对重要术语做出解释，说明概念之间的关系等，并记录在下方的"总结栏"中。复习是过一段时间后对笔记内容进行复习，温故知新，减少遗忘所学内容的可能性。复习时尽可能先看"副栏"里的关键知识点，努力回忆相关内容；之后再回到"主栏"，仔细回顾全部知识点和对应的细节。

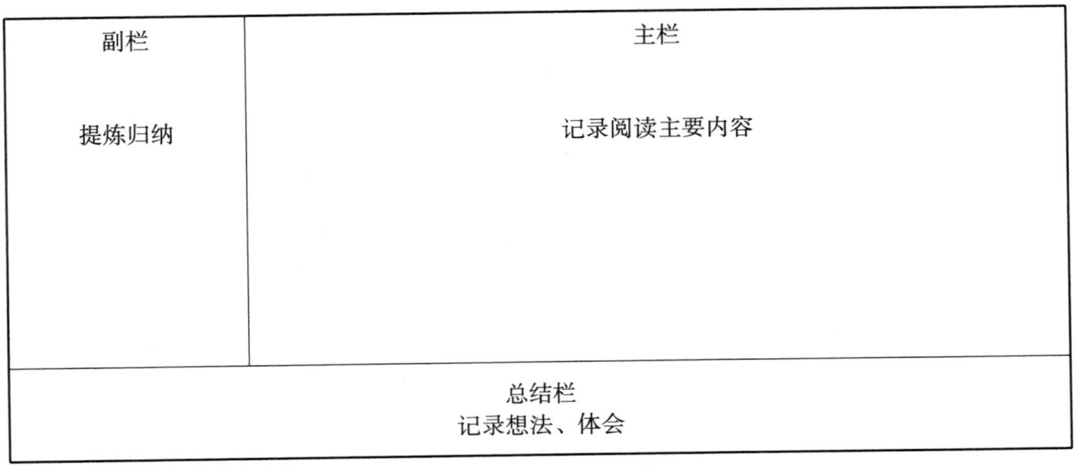

副栏	主栏
提炼归纳	记录阅读主要内容
总结栏 记录想法、体会	

图 4-1　康奈尔笔记格式

2. 思维导图法

思维导图法是英国心理学家托尼·巴赞（Tony Buzan）创建的一种高效的思维模式，可用于学习记录。思维导图法主要是将关键字词与线条、图文相结合，可减少无效信息的记录，节约时间和精力，提高学习效率，并且有利于思维的扩散。用思维导图法记阅读笔记首先需要在文献中寻找一个能够概括主旨的中心词语或概念，然后根据文章的写作脉络与结构对中心词进行扩展，画出二级分支线，再根据后续内容继续延伸形成三级分支线，以此类推，每条分支线上写上相应的分支概念中心词语或概念。需要注意的是，每一级的关键词都要具有概括性，言简意赅。通过思维导图法形成的笔记具有很强的层次性与条理性，主次关系、逻辑隶属关系一目了然，能够让读者迅速掌握文章逻辑和脉络主旨，有利于记忆的巩固和加强。目前已有许多制作思维导图的软件被开发出来，比如 Mindmaster、MINDLINE、Mindmanager、Xmind 等。这些软件功能强大，可极大地提高使用者的阅读效率，并且市面上的很多网络笔记工具也支持思维导图的创建。例如现代中药的分类方法多样，我们在学习的过程中就可以通过思维导图的方式来记录（图 4-2），便于理解和记忆。

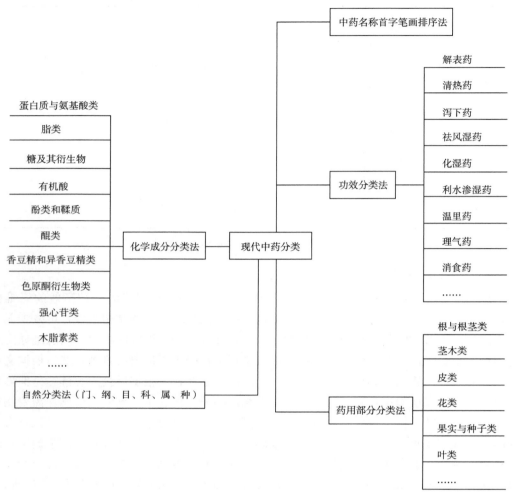

图 4－2　现代中药分类思维导图

　　不同学科、不同个体有不同的记笔记方法，记笔记因人而异，每一种笔记方法都有一定的适用范围，可根据实际情况来运用。无论采用哪种笔记，使用哪一种笔记方法，阅读过程中都应该认真思考，勤学常做，坚持不懈，并及时整理，这样才能提升阅读效率，进而助力写作。

　　（四）阅读笔记的载体

　　阅读笔记可以根据自己的实际情况记录在原文献上、卡片或活页上、笔记本上，以及专门的网络笔记工具上。

　　1. 记录在原文献上

　　记录在原文献上就是直接在文献上做记号、加批语，写自己的心得体会。这样的阅读笔记跟文献原文在一起，不易丢失，且运用时阅读笔记可以和原文比照，易于复习和理解。

2. 记录在卡片或活页上

记录在卡片或活页上就是以单独的卡片或活页为载体来记录内容，这样的笔记管理灵活，可根据自己的需要自如调动和组织，便于重复使用。

3. 记录在笔记本上

记录在笔记本上就是以独立的笔记本为载体来记录内容，这样的笔记便于保存，如果同一个笔记本记录特定主题的阅读材料，则有利于形成成体系的、完整的重点内容合集，便于支撑专题化学习和研究。

4. 记录在网络笔记工具上

现在市面上有很多专门的笔记工具，可用于记录阅读笔记。这些网络笔记工具储存量大，占用空间小，可以采用复制与剪贴的方式对记录的内容加以重复利用，能节省抄写的时间。另外，网络笔记工具允许利用文件夹、文档功能来分门别类地加以存储，并提供检索与网络同步功能，便于随时随地使用。

二、常见的网络笔记工具

目前市面上出现了众多的网络笔记工具，允许用户创建网络笔记。这些网络笔记多储存在服务器端，允许多终端同步、协同创作、存取便捷、不易丢失，具有众多纸质笔记不具备的优势，因此受到越来越多人的欢迎。

（一）Microsoft OneNote

Microsoft OneNote 是微软出品的一款笔记工具，如图 4-3 所示，用于快速记事或收集、组织生活及工作上的各种图文资料。Microsoft OneNote 配置有云端同步功能，可以帮助用户在任意设备上互通所有资料。目前，Microsoft OneNote 跨平台支持 Windows、Mac、Android、Windows Phone、iPhone、iPad 以及网页访问，支持触摸屏、录音、拍照等操作方式。

Microsoft OneNote 的界面简洁，操作简单，用户在阅读文献的过程中可以使用它来快速做阅读笔记，由于它会自动在云端同步和保存，因此无论在学校、家中还是出门在外，用户都可以通过相应设备快速同步获取最新的笔记内容，随时记录最新阅读内容或想法，让阅读记录过程不间断。另外，其具备共享笔记功能，可以协助用户与他人共享笔记，互通学习成果。

安装并启动 Microsoft OneNote 后，可用免费创建的 Microsoft 账户登录使用。用户可以根据自己的需要新建笔记、操作页，可以在每个操作页上输入文字，也可以通过"插入"按钮插入表格、文件、图片、音视频、链接、符号、公式等内容，记录的内容可以自动保存。此时，笔记就像一个文件夹，笔记下面的操作页相当于文件夹中的活页，活页上记载着我们记录下来的内容。

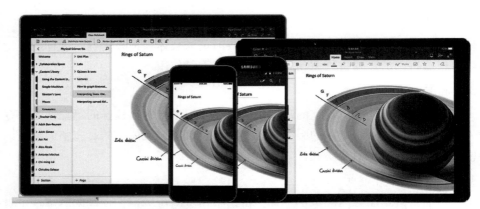

图 4-3　Microsoft OneNote

Microsoft OneNote 为便捷地记录、保存和编辑笔记提供了一套完整的方案，其具有以下特征：

（1）可在窗口任意位置直接记录内容，内容还可以直接拖拽到窗口中的其他地方。

（2）会记录笔记创建和编辑的具体时间，方便按时间进行笔记管理。

（3）如果使用触摸屏设备，可以通过绘图功能进行书写和画图，Microsoft OneNote 可以将用户手写输入的记录转换为标准的形状或者文本记录。

（4）可以按自己的组织管理需要分类。

（5）提供"共享"功能，可以把自己记录的内容通过电子邮件的形式发送给别人，并可以设置此内容是否允许对方编辑。

（6）可以对单个笔记设置访问密码，保护重要笔记内容。

（二）印象笔记

印象笔记是一款多功能笔记类工具，如图 4-4 所示，支持 Windows 电脑、Mac、Android 手机、iPhone、iPad、iPod Touch、Apple Watch 等设备。所有存进印象笔记的信息，一经同步都会自动出现在所有安装了印象笔记的设备上，所有笔记用户可以选择公开或者私密。

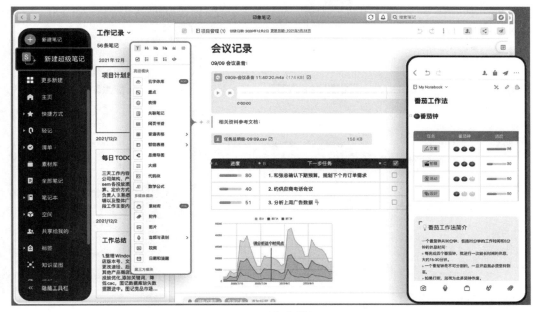

图 4-4　印象笔记

印象笔记具有如下特征：

（1）撰写笔记时可以选择笔记模板。官方模板库囊括了工作效率、生活出行、团队协作、学生必备、时间管理等多种类型的模板。

（2）提供搜索笔记功能。印象笔记中的所有内容都可以搜索到，包括笔记、笔记本、标签、笔记附件、附件内的文字以及通过触摸屏手写的内容。

（3）提供图片 OCR 文字识别功能。可将名片、文件、书刊等拍照保存，并对其中文字进行 OCR 识别，存入笔记或是对已有图片进行批量识别保存。

（4）支持将思维导图笔记一键切换为大纲笔记，还能在思维导图中与笔记联动，让信息串联起来，或是一键为笔记本生成思维导图目录，关联相关信息资料。

（5）可一键分享笔记，共享资料，实时讨论，高效达成协作目标。

（6）支持实时多人协作编辑笔记，同时还支持评论功能和@队友。

需要注意的是，印象笔记的用户分为免费用户和付费用户两类。免费用户只能实现 2 台设备同步，每月有 60MB 上传流量，单条素材/笔记大小上限为 25MB，只能使用笔记的基础模块功能，内嵌的思维导图节点上限是 20 个，每月只能实现 10 张 OCR。付费用户可以自动同步所有设备，离线访问笔记，每月上传流量、单条素材/笔记大小、可用模板数量、OCR 数量等都会有所增加。

（三）有道云笔记

有道云笔记（原有道笔记）是网易推出的个人与团队的线上资料库，如图 4-5 所示，支持文字、图片、语音、手写、OCR 等多种形式内容录入，支持多种附件格式，包括图片、PDF、Word、Excel、PowerPoint 等。兼容 Office、PDF 等办公常用文档，也支持微信、微博、链接收藏和网页剪报等多种形式的内容收藏。有道云笔记支持多终端同步，iPhone、Android 手机、iPad、Mac 等均可使用，随时备份，云端同步，重要资料还可加密保存。

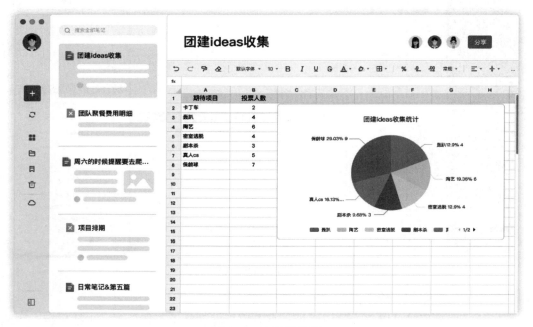

图 4－5　有道云笔记

有道云笔记允许用户使用已有的网易账户例如 163、126 邮箱等登录，也允许用户授权后使用微博、微信、QQ 登录。有道云笔记具有以下特点：

（1）采用增量式同步技术，即每次只同步修改的内容而不是整个笔记，同步速度快。

（2）实行"三备份"，即将用户的数据在三台服务器上进行备份储存，有效保障用户数据的安全性和稳定性。

（3）提供网页剪报功能，即通过收藏夹里的一段 JavaScript 代码将网页里的信息一键抓取保存至有道云笔记里，并可对保存的网页进行二次编辑。

（4）提供白板拍照智能优化功能，即运用智能算法自动校正歪斜的白板照片并去除冗余背景，实现一拍存档。

（5）为用户提供了 3GB 的初始免费存储空间，随着在线时间的增长，登录账号所对应的储存空间也同步增长。

有道笔记分为免费用户和付费用户。免费用户可使用基础功能。付费用户可以拥有50GB 存储空间、100 个自定义笔记模板，提供会员专属模板，单个附件最大支持 1GB，支持在线表格编辑等，并享有数据恢复、图片中文字搜索、文件加密分享等特权。

（四）GoodNote

GoodNote 是一款可以在 iOS、iPadOS 及 macOS 平台上使用的付费类笔记类软件，如图 4－6 所示，支持创建手写笔记，并能为 PDF、Power Point 或 Word 文稿等文档添加注释，经常搭配 Apple Pencil 使用。

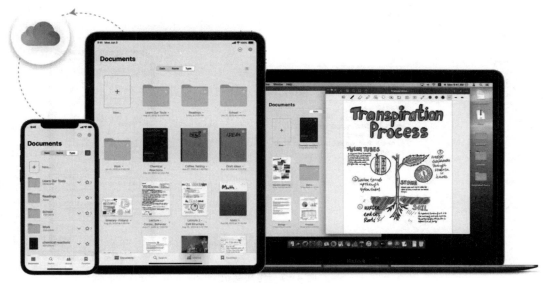

图 4-6　GoodNote

GoodNote 具有如下特点：

（1）支持多层的文件管理模式。GoodNote 支持"文件夹—笔记本—文件"三级笔记管理模式，可无限新增文件夹和子文件夹，有序规划，建立文件和笔记本的层层逻辑关系。

（2）支持多种类型的文件创建。GoodNote 在支持用户自己创建笔记的同时，也允许用户导入图片、存储文件和扫描文档。

（3）提供多样化的手写输入功能。GoodNote 提供笔、橡皮擦、荧光笔、形状工具、套索工具、照片拍照、文字编辑等功能，支持用户创造出个性化、重点突出的手写笔记。

（4）提供笔记搜索功能。GoodNote 提供的搜索功能可以帮助用户在包含手写笔记在内的文件库中轻松找到相关文件。

（5）支持多个窗口同步运行。GoodNote 可并列打开两个文稿，进行多任务处理。阅读文献时，可以同步手写笔记，及时记录自己的阅读感受和想法。

（6）提供封面和页面模板。GoodNote 为用户的文件库提供了大量精美的封面，以及适合各类用途的页面模板。用户可以导入这些模板，并永久地使用它们。

（7）支持协同创作。用户可以为任一笔记或文档开启协作功能，分享给其他 GoodNote 用户，邀请他们一起参与笔记或文档的查看和编辑。

（五）为知笔记

为知笔记也是一款可以随时进行笔记记录的云服务笔记工具，如图 4-7 所示，可以进行资料共享和协同写作。所有记录的数据、文档均可在 Windows 电脑、Web、Mac、Android 手机、iPhone、iPad 等多终端通过同步保持一致。

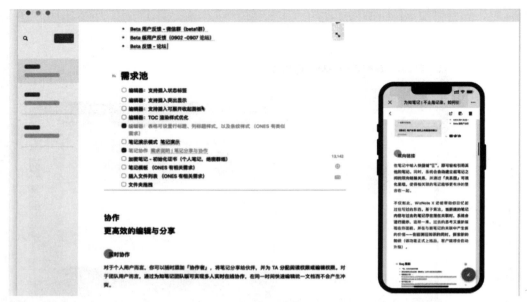

图 4-7　为知笔记

为知笔记具有如下特点：

（1）支持多种模式的笔记记录。除了支持撰写笔记、记录点滴之外，为知笔记还允许直接导入 Word、Excel、PDF 等文件；在微博中@保存到为知笔记，可自动收藏微博内容到为知笔记；在微信中发消息给为知笔记微信公众账号，可自动保存消息到为知笔记；网页内容可以一键分享到为知笔记。

（2）提供层次化的组织笔记功能。为知笔记支持多级目录和标签，灵活多样组织笔记。

（3）提供共享功能。个人笔记可以通过邮件、短信、社交平台分享给朋友；团队可以共同构建资料库，共享资料文档、工作经验、分享观点；成员更新群组内容，保证其他团队成员时刻看到的都是最新笔记；团队成员可以共同编辑一篇笔记。

（4）支持团队沟通。想通知相关团队成员及时查看笔记，可在标题里@他；可以对团队笔记进行评论，作者会及时收到评论消息，团队成员也可以看到评论内容，根据笔记内容展开讨论；只要别人@了你、编辑了你的笔记或者评论了你的笔记，你都会及时收到消息通知。

为知笔记为付费使用软件，可对个人用户提供 100 天免费试用，试用期间可以享受除外链分享以外的所有 VIP 功能，可以享受 1GB 的月上传流量。

第五章　中医药科技论文的写作

中医药科技论文的写作是中医学、中药学等相关专业大学生需要掌握的一项技能。选择恰当的选题后，需遵循一定的写作流程来撰写和规范表达中医药科技论文各个部分的内容。本章详细讲解了中医药科技论文的选题、写作流程、各部分写作要点和规范表达，并结合中医药科技论文实例分别介绍了学士论文、研究型论文和综述型论文的写作，并就科技论文的投稿和发表提供了指导。

第一节　中医药科技论文的选题

选题是指形成、选择和确定一个需要研究和解决的科学问题。选题阶段研究者需区分三个重要的概念：研究领域、研究主题和研究问题。研究领域是研究所在的学术领域或对象范围；研究主题是对研究领域的进一步细化和提炼，是一个比较大的研究范围或主攻方向；研究问题是研究者在研究中需要具体回答和解决的问题。研究问题要做到落小落细、清楚明白和具有创新性。发现感兴趣的研究问题，通过文献阅读进一步捋清思路，在此基础上寻找数据支撑、事实证据或理论概念框架，形成研究假设是多数选题者常规的选题步骤。另外，在此过程中需注意好的选题应该是有学术价值且研究者又有能力解决的中医药学科问题或临床问题。

一、选题的意义

（一）中医药科技论文写作的起点

选题是中医药科技论文写作的起点，只有首先解决"研究什么"的问题，才能继续解决"怎样研究"和"如何表达"的问题，因此选题是中医药科技论文写作的重要一步。选题就是选择研究的领域和范围，确定中医药科技论文写作的主题、方向和大致内容，解决的是中医药科技论文"研究什么"的问题，为后续解决"怎样研究"和"如何表达"的问题奠定基础。

（二）确定中医药科技论文的研究方向

在研读相关文献的过程中，随着文献的积累和思维的渐进深入，会涌现各种想法，但它们尚处于分散的状态，难以确定它们对论文写作是否有用和用处的大小，因此，对它们必须有一个选择、鉴别、归纳的过程。从对个别事物的个别认识上升到对一般事物的共性认识，从对象的具体分析中寻找彼此间的差异和联系，从输入大脑的众多信息中提炼，形成属于自己的观点并使其确定下来，正是通过从个别到一般、分析与综合、归纳与演绎相结合的逻辑思维过程，使写作方向在作者的头脑中产生并逐渐明晰起来，中医药科技论文的着眼点、论证的角度以及写作规模也就有了一个初步轮廓。

（三）影响中医药科技论文的价值

选题不仅回答了选什么，还决定了做什么和怎么做。"好的开端，成功一半"充分说明选题的重要性。多数研究者在选题上会使用较多的时间，因为发现一个感兴趣且值得研究的科学问题比解决问题难得多。一个好的选题，需要经过多方思考、认真比较、反复推敲后才能确定。选题一旦确定，论文的研究目标和写作范围就大致形成。中医药科技论文的选题有意义，切实解决中医药相关问题，能推动中医药科学事业的发展，从而产生好的经济、社会效益。反之，选题不当，极有可能导致论文的实际价值不大，不利于科学研究的发展，产生不了实际效益，浪费人力、财力和物力。

（四）促进研究者科研能力的提升

为了得到一个好的选题，研究者需要学习和掌握收集、整理、查阅文献的方法，要对已学的中医药专业知识进行反复认真的思考，并逐一从各个角度、各个侧面深化对问题的研究，找出症结与关键，对所研究的问题由感性认识上升到理性认识，加以条理使其系统化，最终形成选题。选题的过程中研究者对相关问题的认知会得到升华，归纳和演绎、分析和综合、判断和推理、联想和发挥等方面的思维能力与研究能力也会得到锻炼及提高。另外，确定了选题，研究者就需要想方设法去完成相关研究工作，组织数据、材料等来支撑论文的写作，这就需要研究者有目的、有计划地不断调用和吸收相关知识以满足研究工作和论文写作的需要，这也是一个继续完善中医药专业知识、不断培养研究者的科研能力和写作能力的过程。

二、选题的原则

中医药科技论文的选题应遵循科学性、创新性、实用性、可行性、效益性五大原则。

（一）科学性原则

科学性是选题的关键，关系到科技论文的价值。科学性原则要求选题有理有据，必须有事实依据和科学理论依据，不能主观臆造，凭空想象，不能违反科学原理和客观规律，不能迷信权威，受传统观念束缚。中医药科技论文选题需用科学的方法进行研究设计，即具有客观性、真实性、可重复性和可比性，需用内容先进、翔实的资料支撑。

（二）创新性原则

创新性是科研的灵魂，简单的重复前人研究不仅浪费研究者自己的时间，也是对社会资源的浪费。对正在考虑的选题，首先需明确是否有创新性。创新可以是别人尚未研究的问题、中医药学科领域内或学科交叉间的研究空白点，或虽有研究，但未取得一致结论，或通过研究可以进一步补充、修正已有研究，带来新发现、产生新观点、拓展研究深度和广度。同样的研究问题，采用不同的研究方法、研究视角或者将其他学科领域的成果借鉴到本研究领域也是创新。

（三）实用性原则

论文选题应以人类、社会、国家或专业发展的实际和理论需要为出发点，面向实际，有益于社会。中医药领域的选题可聚焦常见病、多发病和疑难病等疾病方向或"一老一小"等重点人群，如严重危害人民身体健康而缺乏有效防治手段的问题；造成家庭社会负担加重，生活质量严重下降的问题等。

（四）可行性原则

可行性原则是指研究者有把握完成选题所需要的研究。为了保证选题的研究及科技论文的撰写达到预期目标，选题要从本人的实际出发，对自身的主客观条件做全面的权衡。主观条件包括研究者的知识结构、研究能力、技术水平、特长和兴趣等，客观条件包括经费、时间、设备、资料、相关研究的发展程度等。了解和权衡这些因素之后，可以对选题的完成情况做出预估。可行性可以从以下几个方面来考虑。

1. 选题的可控性

中医药科技论文的选题既要"知难而进"，又要"量力而行"。首先，选题的难易要适中，有的研究者选择学术价值高、角度新、内容奇的选题，但自身条件不足，那写作时只会心有余而力不足，勉强写下去，也只会是浮光掠影，没有实际性的研究成果。有的中途更换选题，还会造成时间和精力的浪费，也容易让自己失去写作的信心。反之，选择过于容易的选题，则不能很好地反映作者的真实水平，不能达到锻炼和提升自身科研能力的目的。其次，选题的范围要适度。选题过大不容易把控，研究工作难以深入细致，论文容易形成泛泛而论的空谈。一般来说，选题宜小不宜大，提倡"小题大做"，可直接选一个小选题，也可以在大选题中选定一个小的论证角度。当然，选题的大小是相对于作者的主客观条件而言的。同一个选题，主客观条件充足的作者可能觉得合适，而主客观条件不足的作者可能就觉得过大。如果自身已经具备大量主客观条件，又具有较强的科研能力，对某一问题有较深的见解，可以选择难度大一些、学术价值高的选题。

2. 能发挥个人专长

每个研究者都有自己的业务专长，选题要力求与自己所学的专业对口或相关，以便对研究内容具有一定的知识储备，是自己了解和擅长的问题，有利于充分发挥自己的聪明才智。基础理论比较扎实而又有特长的研究者，可选择侧重理论性的选题；动手能力强、实践经验比较丰富的研究者，可选择技术性的选题。

3. 能产生研究兴趣

研究兴趣可以分为两种：一种是由研究对象本身引起的直接兴趣；另一种是由目的和任务间接引起的兴趣，这是在研究过程中逐渐产生的。兴趣是最好的老师，只有产生了兴趣才有继续进行下去的动力。因此要尽量选择自己感兴趣的选题，避免研究和写作变得枯燥无味，甚至产生反感。

（五）效益性原则

中医药科技论文的选题要考虑到本选题完成后所带来的经济效益和社会效益，选题所产生的效益是衡量论文价值的重要标准。在包含医学在内的应用、开发研究等自然科学领域，选题要考虑投入与效益的产出比，做到合乎国情、低消耗，讲求实用、经济。在社会科学领域，要认真预估选题近期和远期的经济效益和社会效益，对经济发展、社会安定等起积极推动作用。

三、选题的途径

（一）科研项目

研究者或所在单位有自主申报立项或上级单位下达的科研项目的，可以根据科研项目来进行论文选题。立项或下达的科研课题大都是行业内要求解决的问题，从中选题可以保证论文选题的正确方向。另外，将科技论文选题的研究与承担的课题研究有机结合，一方面可以提升课题研究的水平，丰富课题研究的内容；另一方面也可以增加科技论文的价值。

对于没有自己课题的学生而言，如果有跟随学习的导师或科研团队，可以从导师或科研团队的课题中来选题，也可以从各类课题的申报指南中来选题。各机构的课题指南通常反映了国家的政策变化和改革方向、研究领域关注的重大疑难和新的问题，通过详细阅读各机构历年的科研课题申报指南，找出与自己感兴趣的领域和研究方向相关的指南内容，并分析历年的变化趋势，可为论文的选题提供思路。如国家自然科学基金委员会生命与医学板块所发布的 2022 年度专项项目指南中明确给出选题：机体健康稳态调控及环境应激机制研究、杂粮作物种质资源遗传基础解析与利用研究、原位冷冻电子断层成像技术与应用研究、猴痘相关重要基础科学问题研究、急危重症诊治新技术新方法的基础研究、肺动脉高压发生发展机制及干预策略研究、胸主动脉瘤/夹层发生发展机制和干预策略、器官移植免疫稳态重塑及调控、肺癌精准诊疗关键科学问题研究等。

（二）工作、学习实践经历

实践是选题最主要来源，可根据自己的专业方向、业务专长、岗位工作等来确定科研选题。在平时的工作、学习实践中多观察多思考。例如，医务工作者可结合医疗卫生工作的实际需要，从医学基础理论和临床实践方面进行科研选题，包括改进诊断和治疗方法、发现新的病症和病情规律、调查疾病的流行动态、改进药品和仪器的使用方法、总结对某种疾病的护理经验等。另外，对工作、学习实践中碰到的问题，尤其是以往没有发现的问题及偶然出现的现象，如研究热点、领域内外的争议焦点等均需特别注意，仔细甄别，加以利用。

（三）沟通交流

在各种类型学术活动或日常沟通交流过程中，来自外界的"兴趣点"是选题的重要来源，研究者需多留意。研究者多参加领域内外的学术沙龙、工作坊或报告会等有利于拓展思路，把握各领域前沿和热点。近年来，多学科交叉趋势越来越明显，所以对各学科的学术活动只要条件允许尽可能地参加，这对形成交叉学科选题是非常有利的，不要只局限在自己的学科领域内。

（四）阅读文献

阅读文献是选题的重要途径。在信息化时代背景下，任何一名研究者均可在网络平台或数据库进行文献检索。经常阅读高质量文献，对感兴趣的领域和研究方向持续追踪等，可以帮助研究者了解研究动态，启发灵感，在他人研究的基础上找到研究新思路和空白点。目前文献数量庞大，选择高质量文献进行浏览或阅读是通过文献选题的关键。研究者可通过关注核心期刊，阅读领域最新文献和经典文献，或是阅读领域内有影响力的专家学者的研究论文，以实现高效阅读，起到事半功倍的效果。

以上这些选题途径意在给研究者一点提示，多数情况下，研究者可能会有适合自己的专属选题路径，或是在选题过程中应用到多种途径。如研究者与一名母亲讨论她家 3 岁小孩的龋齿问题，这让研究者想了解"家长掌握幼儿龋齿预防相关健康知识的程度"。而后，通过检索中外文数据库，对相关研究进行了梳理并在文献阅读过程中进一步明确研究者感兴趣的研究问题是"如何帮助家长提高幼儿龋齿预防健康知识水平"，这个研究问题就成为研究者感兴趣的一个选题。总之，形成一个好的选题需研究者多实践、勤动脑、精阅读、广沟通，再持续不断地努力凝练出自己满意的选题。

四、选题的程序

选题是一个综合判断和选择的过程，这个过程包含提出问题、调研论证、确定选题等程序。

（一）提出问题

写作之前，研究者需要通过文献调研或实践调查等途径发现问题、提出问题，论文选题的本质就是提出待解决的问题。问题不是凭空产生的，需要研究者在理论知识和实践经验的基础上，从观察的事物或现象的细微之处出发，对比不同之处，在不同之中发现问题，经过深入分析、广泛联想、认真思考之后形成并提出问题。

（二）调研论证

提出的问题往往不能直接转换为论文选题，还需要针对提出的问题，通过文献查阅、实地考察、专家咨询等方式进行调研论证。掌握研究问题的背景，在当前科学技术发展中的意义，解决问题的难点，研究工作所需的设备和条件，国内外相关研究的进展、动态和趋势等，为选题寻找理论和实践上的依据，使选题有一个科学的假说，并验证假说实现的科学性、创新性、效益性和可行性等。

（三）确定选题

研究者对所研究问题的假说和证实这一假说的手段加以概括，用精炼的学术语言来表达之后即可确定选题。一个选题一般要反映出受试对象（调查及观察对象）、施加因素（处理手段或方法）、效果反应（结果、指标）及它们之间的关系。如果是学位论文，则还需要撰写开题报告、召开开题报告会等过程来对选题进行评议和论证，之后再根据专家的意见进行调整或完善之后形成最终的选题。

五、选题的方法

常见的选题方法主要有顺流法、逆流法和穷尽法。

（一）顺流法

顺流法就是顺应本学科的研究热点去选题，本学科现在缺什么就选什么，本学科文献读者需要什么就写什么。例如对新型冠状病毒感染，就可以从基础理论去更新相关研究成果，也可以从诊治、临床护理、家庭保健、预防措施等方面根据自己的专业背景和研究方向来深入思考，选择题目。使用顺流法要求研究者在跟随热点的同时，也要有预见性，不落俗套。

（二）逆流法

逆流法是相对于顺流法而言的，不找"热门"找"冷门"，出奇制胜。逆流法需要研究者具有丰富的想象力，有细致入微的观察力，能在理论知识和实践中发现他人没有注意到的研究点，做到别人未想到的我先想到，别人未看到的我先看到，别人未理解的我先理解。

（三）穷尽法

穷尽法是作者先查阅文献资料，了解学科的现状和历史、前人的研究成果、当前争论的焦点，再根据学科发展的趋势，结合具体的情况，把该研究领域的空白点找出来，然后判断出轻重缓急与主次，先急后缓、先主后次地确定选题。穷尽法是一个理论思维过程，适用于边缘学科、综合学科和交叉学科，需要研究者有较高的科学素养以及良好的专业知识储备。

第二节　中医药科技论文的写作流程

科技论文是科学研究成果的具体体现，选定中医药科技论文题目，收集好材料，动笔开始写作大致都要经过拟定提纲、撰写初稿、修改完善、整理定稿等过程，每一个流程都有相应的要求和方法。

一、拟定提纲

拟定提纲是实施写作计划的一部分。在确定了有价值、有研究基础的论文题目，充分地搜集和阅读了参考资料，以及酝酿形成论证角度和基本论点之后，就可以开始拟定论文提纲。

（一）拟定提纲的作用

论文提纲是一个反映论文基本观点、佐证材料、论证角度和步骤，依照逻辑关系层层展开的纲目体系。它是一篇论文的骨架和纲领，也是一篇论文的雏形和缩影。撰写中医药科技论文时，一定要先拟好提纲，没有好的提纲，就很难写出质量较高的中医药科技论文。拟写提纲有利于厘清思路，突出重点，探求最佳的论证角度，层层展开讨论；有利于建立框架，勾出论文雏形，组织剪裁材料；有利于根据纲目结构科学安排时间，分段写作论文；有利于根据指导老师提出的修改意见，及时做出修改调整，提高写作效率。

（二）拟定提纲的原则

由于科技论文是以纲目结构的形式表现出来的，因此拟定提纲应遵循以下基本原则。

1. 纲目要紧贴主题和论点

写提纲时，要确定选题和论点，确定从何角度，以何种方式立论，以及中心论点之间有哪些次要论点。文章的内容和结构要服从论文的立论，各级纲目都要围绕主要论点和从主要论点区分出来的次要论点展开，主次分明，从容序列，为全文的写作打好基础。

2. 纲目结构要有逻辑性

科学研究的对象都具有自身的规律性，要揭示反映这种规律性以及多个现象之间的联系，论文的纲目结构必须要有严密的逻辑性。论文的逻辑性主要表现在论文结构、论证、论述过程等各个方面，既在横向纲目之间，又在上、下层次的纵向纲目之间，以及它们和它们所包含的内容之间。

3. 纲目结构要完整齐备

论文内容反映的是一个完整的研究过程，要表达完整过程就要有一个完整的结构。完整的论文结构，要求有合理的布局，将文章各部分有机地组织起来，使整篇文章层次清楚，前后呼应，材料充实。

（三）提纲内容拟定要点

拟定提纲首先要考虑提纲包括哪些内容，对提纲有一个全面的了解。一般来说，中医药科技论文的提纲应该包括以下内容。

1. 题名

题名应该紧密结合课题或者论点拟题，力求体现醒目、新颖的特点，使之起到画龙点睛的作用。

2. 中心论点

以简洁的语言高度概括，成为总领全文的中心。

3. 目录纲要

论文提纲的目录纲要，是由章、节、条目、子目组成的一个逻辑图表。为了将章、节、条目、子目的逻辑关系固定下来，便于识别，一般采用阿拉伯数字分级编号，如：

论文提纲分级编号形式

论文题名 ……………………………………………………………………………	章
1. 引言……………………………………………………………………………	节
2. 一级标题…………………………………………………………………………	节
2.1 二级标题………………………………………………………………………	条目
2.1.1 三级标题……………………………………………………………………	子目
2.1.2 三级标题……………………………………………………………………	子目
2.2 二级标题………………………………………………………………………	条目
3. 结论……………………………………………………………………………	节

在突出以上内容的基础上，提纲还可以根据写作需要和作者的个人情况，用不同形式编写。论文的研究内容比较复杂时，可以分章拟定提纲。

（四）提纲的写作形式

论文的提纲通常有以下写作形式。

1. 标题式提纲

标题式提纲也叫简单提纲，就是以标题的形式，用简洁扼要的语言，概括地写出各个部分的内容。其优点是简单明了、一目了然，缺点是不够直观。

2. 句子式提纲

句子式提纲也叫详细提纲，就是用一个或者几个句子完整地表达出各部分的内容。

这种方法具体、明确，不易造成遗漏，虽然文字多，不醒目，但是很适合初次写作的人，或者写很复杂的文章。

特定的情况下，还可以将以上两种方法结合起来使用，以取长补短。无论用哪一种形式编写提纲，都要注意体现以论为主的特点，做到虚实结合，还要考虑收集资料的情况。需要特别指出的是，提纲对论文写作固然重要，但是也不能削足适履，被提纲束缚，它并不是一成不变的东西。因为人对事物的认识不可能一次完成，不可能一次就把所有问题考虑周全，而是会有一个发展变化的过程。提纲也需要随时修改、调整、补充，使之不断完善。

二、撰写初稿

撰写初稿是中医药科技论文写作的核心工作，一切基础准备工作都是围绕这项核心工作开展的。正式开始撰写初稿之前，有必要认真检查基础准备工作和由此产生的工作条件，并且对执笔顺序和写作方法做出选择。

（一）撰写初稿的条件

撰写初稿又称写草稿，是在拟写论文提纲和相关条件的基础上进行的。拟写提纲完成之后，还应慎重检查所有撰写初稿的条件是否已经具备。撰写初稿的进度和质量取决于这些条件是否准备得充分，撰写初稿同时又是对这些条件的检验。这些条件是：

（1）选题已经确定，并围绕选题搜集到足够的资料。

（2）通过阅读资料，已经确定论文的立论和研究方法。

（3）通过对参考资料的阅读和思考，对论文的谋篇布局和结构已经了然于胸，并且拟定了中医药科技论文的提纲。

一般来说，论文初稿就是论文提纲的细化和扩展，撰写初稿依照提纲有序展开即可。需要注意的是，撰写初稿过程中，思维常常会受到激发，可能会变换认识问题的角度，或者产生更新的观点，这时就需要重新审视材料、选择视角、构思局部甚至是全局，修正、更改原先的提纲，朝着新的方向写作。因此，全面检查这些条件是非常必要的。

（二）论文初稿的执笔顺序

万事开头难，准备工作就绪开始写论文时，常有人感到要写的东西千头万绪无从下笔。这时，可以从以下两种模式中任选一种，开始撰稿。

一种模式是从引言起笔，这种写法最符合人们的思维习惯。引言、正文、结论的顺序正好反映了人们关于提出问题、分析问题和解决问题的思维过程，或者是事物发生、发展和取得结果的过程。对写作的内容如果已经深思熟虑，这种方式写起来就比较顺手，便于阐明意义，安排结构，首尾呼应，文理贯通，一气呵成，写出的文字也较自然流畅，风格一致。

另一种模式是从正文起笔，即先写正文，再写结论，最后写引言。这样是先关注研究课题，回过头来再概述课题和提出课题的意义。这样写的好处是，作者的思维一直停留在研究的问题上。对从引言入手不知如何下笔的作者，先从研究问题入手，比较直截了当，容易很快地进入写作状态。把科研课题做完，回过头来再写引言，也就比较容易了。

（三）论文初稿的写作方法

论文初稿的写作就是依据提纲，将课题研究的结果、形成的结论和论文要求的规范表达出来，它是论文形成过程中较艰苦的工作阶段。其目的是要把所有想写的内容全部表达出来，对全部实验数据和资料进行详细的分析、归类。在初稿写作过程中，还可及时发现并纠正研究工作的不足或错误。论文初稿的写作方法主要有严格顺序法、打破顺序法和重点突破法。

1. 严格顺序法

论文提纲的顺序安排是作者经过深思熟虑、精心安排的，反映了客观事物的内在逻辑联系，也是作者认识事物的过程。作者按照研究课题的内容结构，依据一定的顺序，如论文的结构顺序、研究内容等逐一论述，这样可以做到自然流畅，全文贯通，一气呵成。这种方法适用于对全文各个部分内容都已酝酿成熟、各个部分材料都已经齐备的情况。

2. 打破顺序法

作者可以从最先考虑成熟的内容开始动笔，先完成此段内容的写作，其余内容在考虑成熟或进一步研究后再写作。全文完成后，再进行前后对照检查，使前后文风格保持一致，层次之间衔接紧凑、自然，避免冗余。这样做的好处是集中精力写好论文的每一部分，保证论文的质量，对于初学者来说更容易把握。

3. 重点突破法

该方法是从论文核心章节开始写作。若作者对论文的主要论点及论据已经明确，但是一气呵成的条件还不十分成熟，则可采用重点突破法。

由于每个人的思维方法和方式可能不同，论文构思、写作习惯、风格自然不同，因此，不能要求任何作者都完全遵循上述初稿写作的方法。一般论文写作方式也只有通过作者的具体实践，并与作者自身思维方式相结合才能产生较好的写作效果。

（四）论文初稿的写作要求

1. 尊重提纲

既然拟定了提纲，就要围绕提纲逐章写作，尽可能不打乱原定章节顺序，以便系统地编写材料，使文章条理清楚，不出现遗漏和重复现象。还要注意，不要先撰写后面的理论分析部分，然后补写前面的材料部分，顺序颠倒，致使论文的逻辑性受到影响。当然，提纲只是一个粗线条的轮廓，不可能把每一个论点、论据和细节都考虑到。因此在写作初稿时，随着认识的深化，可对提纲进行必要的调整和修改。

2. 纵览全局

在撰写初稿时，要从全局出发，如何开头、如何展开、如何结尾，层次段落如何照应、如何衔接等，都要胸有成竹，纵览全局。写作初稿时要把已有的成熟见解顺利地表达出来，不要在枝节上停留。写初稿应该放开胆量，十步九回头、过于在细枝节上花费心思，反而容易打乱思路，影响全文的周密思考和组织安排。

3. 用尽材料

要尽可能在初稿中把自己事先所想到的全部内容写进去，初稿内容要尽量充分。如果初稿写得单薄，就可能会难以修改，当然也要防止不加分析地进行资料和数据的堆砌，形成"材料仓库"。

4. 合乎规范

行文要符合科技论文写作规范。论点、论据、论证等内容应逻辑清楚，详略得当。论文中量的符号、单位、图、表、公式的书写也要符合规范要求。

5. 准确无误

文中引用的数据、资料、参考文献等，在初稿中就需要核实准确。特别是运用术语和引用别人提出的概念时，必须切实掌握这些术语和概念的准确含义，正确理解原提出者的思想。当作者根据自己的研究结果，认为某个术语有必要修改或有必要赋予它新的含义时，应说明理由，并写出修改后的内容。参考文献要及时编上序号，注明出处。图表也应放在相应的位置。

（五）论文初稿写作的注意事项

在初稿写作时，需要注意以下几个方面。

1. 在数据应用方面

写作初稿是根据所搜集的数据和阅读笔记来进行的，所以在撰写初稿前，一定要将这些数据按照大纲的先后顺序整理好，以便写每一章、每一节时作为参考之用。遇到有需要做附注的地方，应将附注的数码记在该记的位置，各附注的文字内容可单独标记、誊写，以便后期引用。否则，将来再回过头来做附注，不但浪费时间，而且可能因一时匆忙，找不到所需数据。已用过的卡片，应标注记号，以免重复使用，或将未使用的误以为已用，反而有所遗漏。

2. 在文字应用方面

中医药科技论文的文字有别于文学作品，应以简洁扼要的实用文为主。在行文之中，"了""吗""呢""罢"等词尾疑问词、感叹词，除非必要，应尽量少用，甚至不用。行文中述及古人和今人皆直呼其名即可。引用到自己尊敬的前辈、老师和朋友时，"当代某大师""我的朋友""伟大的科学家"等主观的恭维称谓应尽量避免。对有争议的问题，在没有充分的论据时，要做论断，语气应稍缓和，像"已成定论""毫无疑义""铁证如山"等用语，都应谨慎使用。

3. 在内容结构方面

各章、各节的文字数量应尽量均匀。如果有些章节的材料稍多，删去又觉得可惜，可将原来的一节分为上下两节。有时用一节或者两节的篇幅也无法容纳的内容，可以从以前的节提升为章,这样就可以避免章节字数不够平均的问题。另外,也要考虑到章节与章节的承接关系,不可让人有突兀的感觉。

三、修改完善

古人云"玉不琢,不成器",写论文也是如此。在初稿写出后,作者还应严肃对待稿件,反复推敲,认真进行多次修改,最后经过整理,加以完善,方可定稿。

(一)论文修改的重要性和必要性

1. 认识过程的艰巨性决定了修改的必然性

论文是反映作者对客观事物的认识,而客观事物是丰富多彩、曲折复杂的,认识它不容易,反映它更是困难。这种困难一方面是由于客观事物本身的内部矛盾有一个逐渐暴露的过程;另一方面是由于人的认识要受到各种主、客观条件的制约,在认识过程中就容易出现片面性和主观性。因此,人们对研究对象的认识有一个由现象到本质、由片面到全面、由不够深刻到比较深刻的过程,对研究成果的展现是一个逐步完善的过程。从本质上说,写论文是一个认识过程,它包括由客观事物到人的主观认识的"意化"过程和从主观认识到书面表现的"物化"过程。在"意化"过程中常常出现"意不符物",即主观认识未能完全准确地认识客观事物;而在"物化"过程中又容易发生"言不达意",即写成的文章不能完整、准确地反映作者的观点。因此,在写论文过程中,多次认真修改就尤为重要,经过多次修改,使论文能够全面、系统地反映客观事物。

2. 修改是论文写作中贯穿始终的重要环节

修改从形式上看是写作的最后一道工序,是文章的完善阶段,但是从总体来看,修改是贯穿整个写作过程的。

(1)酝酿构思中的修改。在动笔之前,要酝酿构思打腹稿,修改就要从这里开始。如确立中心、选择题材、谋篇布局等都要经过反复思索,有分析也有综合。这不落笔端的修改却决定着通篇的成败,所以动笔前一定要深思熟虑,不要信笔写来再做大改。

(2)动笔后的修改。落笔以后就进入细致的思索过程,形象思维和逻辑思维交用,有对事理的推断、形象的探索、层次的划分、段落的衔接、句式的选检、词汇的斟酌和推敲。各方面都可能需要反复分析、对比、抉择,在改换取舍一些词语、句式、层次、段落之后完成初稿。这就是边写边改、边改边写的阶段。

(3)完成初稿后的修改。全文完成之后,要逐字逐句、逐层逐段地审读,做通盘的修改。在修改中不仅要字斟句酌,还要考虑材料取舍、层次安排、结构组织、中心表达等。

(4)在指导教师的指导下修改。指导教师审阅后,会对初稿的优点给予肯定,并指出全文的不足。作者在听取指导教师的讲评后,要进一步审视稿件的优缺点,研究要透、领悟要深,然后重新修改,这时候的修改可能需反复多次,修改的难度也较大,一旦修改完成,文章水平可以有显著提高。

在这四个阶段中完成初稿后的修改更为重要。因为论文在起草初稿的过程中,作者对每个论点、论据不可能想得很周密，表达则更难做到准确无误。而在初稿写出后，作者的着眼点可以从局部写作到总体审视，从整体上推敲中心论点的表达是否突出，各层次、段落的安排是否妥当。另外，作者的立足点可以从撰写者移到读者方面，更客观地思考，反复推敲，使论文趋于成熟和完美。

3. 修改是提高写作能力的重要途径

论文写作是锻炼写作能力的重要途径。要提高写作能力，既要多写，更要多改。古人说"善做不如善改"。一些作者思维敏捷，写文章也比较快，但是由于不重视文章的修改，推敲和琢磨较少，写成的文章往往存在结构比较松散、格式不够规范、语句重复啰唆等问题，长此以往，写作水平难以提高。修改是写作过程的一个重要阶段。学习怎样修改文章也是写作的一种基本训练，而且是更有效的训练。通过修改论文可以进一步提高遣词造句、逻辑推理的能力。

（二）论文修改的范围和要求

论文修改有广义和狭义两种理解。广义的理解包括写作过程中的每一个环节的修改，狭义的理解则专指草稿完成之后的加工修改。不管是广义的理解还是狭义的理解，论文修改的内容范围一般都包括思想观点或主题的修改、材料的修改、结构的修改、语言的修改等。

1. 修改思想观点或主题

写文章的主要目的是表达自己的思想，宣传自己的主张。修改论文主要考虑论文的观点是否正确、主题是否鲜明，并且要将正确的观点、鲜明的主题清晰明了地通过论文传递给读者。修改时要注意以下三点：

（1）修改论文的主题。论文的主题主要通过中心论点体现，因此，在修改论文时，要纵观全局，立足全篇，审视文章的中心论点是否正确、集中、鲜明、深刻，是否具有创新性，若干从属论点与中心论点是否一致，某些提法是否全面、准确。如果中心论点把握不准确，不能把最典型、最具本质意义的思想和规律揭示出来，或者有某种失误和偏颇，就要"动大手术"，进行大改，甚至重写；如果文章中的论点落后于形势的发展，缺乏新意，就要重新构思和概括或改变论证角度，进一步挖掘和提高。

（2）修改论文的观点。对于论文中出现的主观、片面、空泛的地方，要进行强化、增补等改写工作。把偏颇的改得中肯，片面的改得全面，模糊的改得鲜明，粗浅的改得深刻，松散的改得集中，有失分寸的改得恰当，陈旧的改得新颖，立意太低的加以升华。

（3）修改论文的题目。论文的题目是论文的"眼睛"，如果题目短小精悍、鲜明有力，就能传神生辉，使人一看就有兴趣。所以对初稿的题目进行斟酌、推敲和改动，是非常重要的。论文写作，文和题是相互作用、互相影响的，文要切题，题要配文，如果文不对题，题目过长或太笼统，就必须修改，使题目能概括地表达论文的中心论点和讨论的范围，起到画龙点睛的作用。

2. 修改材料

材料是文章中的"血肉"，是证明观点的论据，是论点成立的依托。因而对选用材料的基本要求：一是必要，即选用能说明观点的材料；二是真实，即所用的材料必须符合实际，准确可靠；三是合适，即材料引用要恰当，不多不少，恰到好处。修改材料一般分为两步进行：

（1）查核校正，包括对初稿中的定律、论断、数据、典型材料、引文出处等进行核对，即先不考虑观点、结构、语言，只查核材料本身是否真实、可信、准确，发现疑点和前后矛盾的地方，一定要查验、核对、校正。如果有文献的二次引用，在有条件的情况下，尽可能核对原文献，把一切失误、失实和有出入的材料改得准确或删除，保证论文建立在坚实可靠的基础之上。

（2）根据论证中心论点和分论点的要求，对材料进行增加、删减、调整。对于缺少材料或材料单薄、不足以说明论点的内容，就要增补有代表性、典型性的新材料，使论据更加充实，使论证变得更充分有力。对材料杂乱、重复，或与观点不一致的内容，则要删减，以突出观点。对于陈旧的材料，则要调换为更新颖的材料。

3. 修改结构

结构是论文表现形式的重要因素，是论文内容的组织安排。结构的好坏直接关系着论文内容的表达效果。结构的修改关系着全文的布局和安排，修改的核心是有利于突出中心论点，要求理顺思想，层次清楚，段落划分合适，开头、结尾、过渡相互照应，全文构成一个完整的严密整体。修改结构主要抓好以下三个方面：

（1）层次是否清楚，思路是否通畅。一般可以先从大小标题之间的关系来看文章的层次和思路，如果论文不设小标题，则必须从内容去判断。

（2）结构是否完整。论文要有一个完整的结构，一篇论文要有前置、主体、附录三大部分，重点是主体部分既要有引人入胜的引言，有材料有分析的论证，有鲜明正确的观点和深刻有力的结论，同时还要审视各个部分的主次、详略是否得当。

（3）结构是否严密。一篇论文的论点与论据、大论点与小论点之间必须有严密的逻辑性，如果论文结构松散，要加以紧缩，删去多余的材料、离题太远或无关紧要的句段。为使结构严谨和谐，对全文各部分的过渡和照应、结构的衔接、语气的连贯等方面也要认真地思考和修改。

4. 修改语言

语言是表达思想的工具，要使论文写得准确、简洁、生动，就需要语言运用上反复推敲修改。中医药科技论文的语言要客观、简洁。修改论文的语言，主要注意两个方面：一是语言表达清楚简练。用最少的文字说明尽可能多的问题；语言要生动，语句要流畅，语气要一致，句子之间的逻辑贯通。二是文字表达准确。更正生造词语、语类误用、词义混乱等用词不当、词不达意的错误；除行文引用需要，不要出现错别字和不规范的简化字；对结构残缺、结构混乱、搭配不当等不合语法的句子，要注意改正，使之合乎语言规范。

5. 修改标点

标点符号是论文的构成要素之一，是论文的有机组成部分。恰当使用标点，能够准确地表达内容；反之，就会影响内容的表达，甚至产生歧义。所以修改论文应该检查标点，规范书写。检查标点符号主要看标点符号的用法是否正确，以及调整用错位置的标点符号，修改时可按照《标点符号用法》（GB/T 15834—2011）书写。

（三）修改论文的方法

1. 阅读式

阅读式也称读改法。在论文初稿完成后，用朗诵或默读的方式，边读边思索，字词遗漏、错别字、文句不通顺等问题一经阅读便原形毕露，即可随手修改。

2. 热处理

热处理也称即改法，是指初稿完成后，趁头脑中对论文的思路记忆清晰，立即进行修改，可以起到趁热打铁之功效，在较短的时间内完成论文的修改工作。这种方法的优点是记忆清晰、印象深刻、修改及时。但也有缺点，即此时作者修改的思路较难跳出原来的思维定式。

3. 冷处理

冷处理也称搁置法，是指初稿完成后，放上一段时间再修改的方法。人脑的思维具有滞后性，初稿一完成，作者的思想和情绪还难以从论文中超脱出来，按既成思维难以发现初稿中的问题。将稿子搁置一段时间后重读就容易摆脱原来思维的束缚。特别是作者经过阅读有关资料和思索有关问题，产生新的感受、新的认识，获得新的启发，再看初稿就容易发现不完善之处，进而能高效修改论文。因此在安排论文写作时，应留下充足的修改时间，以防手忙脚乱，无所适从。

4. 征求意见法

征求意见法也称求助法。初稿完成后，作者本人往往还限于写作的惯性思维中，不知道如何下手修改才好，此时可以将稿子交给同学或老师，征求他们的意见，听取意见后再进行修改。这样的好处是他人能比较客观地看问题，所提意见往往比较中肯，具有一定参考价值。作者也应注意通盘考虑，取长补短，摒弃自己的成见，吸收他人的真知灼见，使论文修改得更好。

论文的修改是增、删、减、补、换、调。增就是根据论文写作的需要增加新的理论材料和事实材料，新的部分用以加强分析的力度和深度。删就是删去与论文无关或与论文联系不紧密的文字、材料和段落，是服从文章大局的基本举措。减就是减少冗余的材料和文字，使论文精练。补就是针对论文写作的不完善或残缺部分补充新材料、新数据，以使论文的分析充实和完整。换就是根据论文分析的需要更换新的、更切实有力的材料，以加强分析的力度。调就是对论文中文字、材料和段落摆放不当的进行调整，甚至包括论文结构安排的调整。对初学者来说要进行增、删、减、补、换、调都有一定的难度。其中最大的难度是在删和减上。与论文无关或论文联系不紧密的文字，甚至段落，必须坚决地割舍才能使论文的主题更加明确突出，结构更加紧凑合理，论证更加有力。

论文修改的范围、要求、方法等不是孤立的，在修改论文的过程中，需要结合各种修改要求，综合运用各类修改方法，对论文各个方面进行修改，力求达到主题鲜明、结构合理、论据充分、论证有力、语言精练。

四、整理定稿

定稿一般是指论文经过修改达到要求之后，再对照科技论文的要求或者拟投稿刊物最新的征稿要求，做到"齐、清、定"的稿件。"齐"指稿件的各个部分齐全无缺；"清"指文字清晰，稿面清洁；"定"则指稿件已经完全确定。定稿是论文写作过程中十分重要的环节，是论文写作完成的最终标志。

论文的整理定稿，主要包括两个方面。一是论文内容的整理定稿，需进一步核实论文内容（正文、摘要、关键词、附录等）的科学性、准确性和规范性。二是论文形式的整理定稿，为保证论文形式要件规范和科学，应该严格遵循国家相关规范要求，学位论文还应该符合各个学校根据国家标准制定的学生毕业论文工作规程的要求。除此之外，整理定稿还应该特别注意做好以下几方面的工作。

（一）核实每一条材料

在论文修改完成之后，为确保其内容科学、准确，需要对文中所有的材料一一进行最后的核实。其中，引文的查核尤为重要。查核引文，必须重新阅读原文献，核实引文的出处、用法及字、词、句的正误，保证引文忠实于原文。

（二）纠正每一个错别字

字是语言的书写工具。在论文写作中，必须严格遵循统一的汉字书写标准，杜绝一切错别字、生造字。

（三）统一数字的使用体例

一般来说，数字的写法有如下两种：一是使用汉字，二是使用阿拉伯数字。不管采取哪一种写法，都应该以一个统一的标准使用论文中的数字。

第三节　中医药科技论文各部分写作要点

一篇有效发表的科技论文必须呈现足够的信息，以便读者能有所收获，并能够重复实验、评估观测。因此，科研人员掌握科技论文的写作方法尤为重要。科技论文的写作需要符合相应的学术规范，论文的形式和内容首先要符合国家颁布的有关标准，其次是尊重学界"约定俗成"的习惯做法。本节根据中医药科技论文的基本结构，介绍中医药科技论文各部分写作的内容和要求。

一、前置部分

科技论文的前置部分包括题名、署名、作者单位、摘要、关键词、中图分类号等内容。

（一）题名的撰写

1. 题名的作用

题名又称篇名，是用最恰当、最简明的词语来表达论文核心内容的逻辑组合。题名要精确、鲜明地体现作者的学术成果，展现论文的中心内容和重要论点，使读者能从题名中了解到该文所要研究的核心内容和主要观点。同时题名也是二次文献机构、数据库系统检索和收录论文的主要信息点，是储存及查阅文献的主要途径。

2. 题名拟定的要求

撰写中医药科技论文之前，需要根据论文主题、内容和侧重点相互比较、反复推敲，拟定题名。拟定好题名，一切材料安排都要服务于题名涉及的主题，一切论述也都围绕着该主题展开。中医药科技论文题名的拟定应满足"简洁、确切、完整"的要求。

（1）简洁：题名应简洁明朗，使读者印象鲜明，便于记忆和引用，避免用烦琐冗长的形容词和不必要的虚词。应选用中医药学科领域中最易概括、词义单一、通俗易懂、规范的术语，切忌用复杂的主—动—宾等完整的语句逐点描述论文的内容，且题名中尽量不要使用标点符号。

（2）确切：题名应该具有概括、醒目的特点，能准确地表达中医药科技论文的中心内容，反映研究的范围和达到的深度。同时，题名所用的词语要有助于选定关键词和编制题录、索引等二次文献，以便为检索提供特定的实用信息。避免使用非公知公用的缩略词、字符、代号和公式等。

（3）完整：题名一般要求是完整的句子或一个完整的词组，在能够清楚表达意思的前提下，题名长度要求适当，题名太长或语意未尽时可以加副标题补充说明。报告、论文等用作国际交流，应有外文题名，其含义应与中文题名相同。

3. 题名的常见误区

不少作者在论文的写作过程中，拟定的题名往往不能高度概括、精准凝练论文的研究内容及特色，难以吸引读者的"眼球"，降低了论文的可读性。中医药科技论文题名拟定的常见误区如下：

（1）题名过于空泛、笼统，范围过大，内容较小，题名所反映的面很大很宽，而实际内容却仅是某一较窄的研究领域。

（2）题名一般化，没有特点，没有新意，无法区别于其他论文。

（3）题名有意无意拔高、夸大成果。有的作者为了吸引读者的"眼球"，或者因对自己研究领域的科技发展动态了解不够，题名拟定不谨慎、不客观，整体缺乏分寸感。

（4）题名中刻意使用非公知公用的缩略词、字符、代号和公式等，不符合检索工具的文献索引要求，给读者检索和阅读造成困难。

（二）署名的撰写

1．署名的作用

署名可以是单位作者，也可以是多位作者或者团体署名，在中医药科技论文上的署名除了表明署名者的身份外，还有以下作用：

（1）表明作者对该篇论文享有著作权。著作权也称版权，包括发表权、署名权、修改权、保护作品完整权、使用权和获得报酬权等。《中华人民共和国著作权法》规定，"著作权属于作者"。署名是作者辛勤工作后理应得到的一种荣誉，以此表明作者及其研究成果获得了社会认可，同时论文署名是国家赋予作者的一种精神权利，受法律保护。

（2）体现作者文责自负的承诺。论文已经发表，署名者在享受法律赋予的相应权益时，也要对论文负法律责任。若论文经审查出现剽窃、抄袭、伪造篡改实验数据等学术不端问题，其署名者应负全部责任。作者对论文进行多作者署名时，必须征得其他署名者的同意，或者签署知情同意书，论文一旦出现剽窃、抄袭等问题，其他署名者将共同承担全部法律责任。

（3）便于读者与作者联系。若读者读完论文后，需要就论文中某个问题与作者进行讨论商榷，可通过论文中署名信息与作者取得联系，做进一步沟通。

（4）便于编制作者索引等二次文献。检索者可通过作者检索途径对署名者进行检索，从而获取对应的文献。

2．署名的要求

科技论文前置部分署名的个人作者是那些对于选定研究课题和制订研究方案、直接参加全部或者主要部分研究工作并做出主要贡献，以及参加撰写论文并能对论文内容负责的人，按其贡献大小排列名次。至于参加部分工作的合作者、按研究计划分工负责小的工作者、某一项测试的承担者，以及接受委托进行分析检验和观察的辅助人员等，均不做列入，但可在致谢部分将参加工作人员一一列入，或排于脚注。因此，只有对论文从选题、设计、具体实验得出必要结论的全过程都有所了解，并确实对其中的具体环节做出贡献者，才有署名的权利，同时负相应的责任。

3．署名的规范

科研人员按照《中国学术期刊（光盘版）检索与评价数据规范》和国家标准《汉语拼音正词法基本规则》（GB/T 16159—2012）要求对科技论文的作者进行署名：

（1）作者署名中的姓和名分写，姓在前，名在后，复姓连写，双姓中间加连接符，多名作者的署名之间用逗号或者空格进行分隔。

（2）作者的汉语拼音也按照姓在前、名在后的顺序，姓和名的首字母分别大写，复姓首字母大写，双姓两个首字母都大写。笔名、别名等按照姓名写法处理。

（3）需要注意的是，中国大陆以外的华人姓名拼写尊重原译名，先名后姓；外国作者姓名的写法，遵照国际惯例。

（三）作者单位的撰写

1. 作者单位的作用

中医药科技论文在作者署名的下面都要真实、准确、简明地标注作者单位和通信地址。一方面便于读者结合署名判断作者的身份，便于读者与作者联系；另一方面也表明科技论文与文学作品、文艺作品的差异。

2. 作者单位标注要求

作者单位标注应遵循以下要求。

（1）真实：作者单位应是作者完成研究的所在单位，不可为了一时的利益妄加其他没有参与研究的单位。

（2）准确：作者的单位名称应该是社会上公认的、规范的全称，而不是简称或不为外人所知的内部称谓。

（3）简明：在叙述准确、书写清楚的前提下，应力求简单、明了。已经列出邮编，无需再写街、路、门牌号。单位名称若已冠有城市名，就无需再加入城市名，单位名称无法提供所在地时，应标注城市名。

3. 作者单位标注方法

（1）作者均属于同一工作单位的，工作单位可直接排印在作者署名之下，标注好单位名称、省市名以及邮编，一般单位名称与省市名之间用逗号"，"分隔，省市名与邮编用空格分隔。整个数据项用圆括号"（）"括起。单位名称要求写全称，不能简写，以免混淆。

（2）作者不属于同一单位，在单位标注时，需要在对应作者的姓名右上角加标不同的阿拉伯数字序号，并在工作单位名称之前加与作者姓名序号相同的数字，以便于建立作者与其工作单位之间的关系，同时各工作单位之间连排时加以分号"；"隔开。

（3）同一作者列属于多个单位，在单位标注时，采用在对应作者的姓名右上角加标多个阿拉伯数字序号，并在工作单位名称之前加与作者姓名序号相同的数字来表达。

（4）作者单位（序号由小到大）名称翻译成英文时，还应在邮政编码之后加上国名（规范的简称），邮编与国名之间用逗号"，"分隔。如果多位作者属于同一单位的不同下级单位，则应在姓名的右上角加标注小写的英文字母 a、b、c 等，并在其下级单位名称之前加上与作者姓名上相同的小写英文字母。

为便于读者联系和有关部门的统计，一般建议给出第一作者和通讯作者的简介，置于篇首页页脚处。作者撰写作者简介时，可按照姓名（出生年月）、性别（民族）、籍贯、职称、学位、简历以及研究方向顺序撰写，同时在简介前加"作者简介"或"［作者简介］"作为标识。同一篇论文的其他主要作者简介可以在同一"作者简介"或者"［作者简介］"的标识符后面相继列出，其间以分号"；"隔开，最后以"."或"。"结束。

（四）摘要的撰写

1. 摘要的作用

摘要也称文摘、概要、内容提要等。《文摘编写规则》（GB/T 6447—86）指出，摘要是"以提供文献内容梗概为主，不加评论和补充解释，简明、确切地记述文献重要内容的短文"。摘要是论文内容的高度精练浓缩，也是方便读者迅速掌握论文大致内容的窗口，其作用主要体现在以下几个方面。

（1）导读作用：摘要体现了论文内容主题和方法梗概，具有吸引读者和介绍论文主要内容的功能，读者通过阅读摘要从而判定是否需要阅读论文全文。

（2）检索作用：论文摘要被文摘杂志或检索系统收录后，读者可通过文摘杂志或检索系统途径在大量文献中快速检索出自己所需要的目标，从而大大提高检索效率。

（3）传播作用：科技期刊的发行数量有限，但在其论文摘要被二次文献和数据库收录后，论文的传播范围将会被扩大，论文的整体影响力将得到提高。

在这个信息激增的时代，简洁精练的摘要往往可以增强读者阅读兴趣，提高论文的阅读量和引用频次，进一步提高科技论文的学术价值和影响力。

2. 摘要的分类

依据摘要的不同功能，可将摘要划分为以下三类：

（1）报道性摘要：即概述性摘要和简介性摘要，指明论文的主体范围和内容梗概，适用于新理论探索、新材料研制、新设备发明和新工艺采用等方面的论文，其篇幅通常为 200~300 字，英文摘要一般不超过 250 个实词。一般来说，报道性摘要的方法、结果和结论可以详写，而其他的可以视情况省略简写。

（2）指示性摘要：指出论文用什么方法研究了什么问题，不涉及结果和结论，使读者对论文的主要内容有一个概括性的了解，适用于学术性期刊的简报、问题讨论等栏目（如以数学解析为主的论文），其篇幅通常为 100 字左右。

（3）报道-指示性摘要：指在一篇论文摘要中，重要内容以报道性摘要的形式表述，次要内容以指示性摘要的形式表达。篇幅以 100~200 字为宜。

中医药科技论文一般应尽可能写成报道性摘要，而综述性、资料性或评论性的论文可写成指示性摘要和报道-指示性摘要。

3. 摘要构成要素

摘要主要有论文的研究目的、研究方法、研究结果及结论四个要素。

（1）研究目的：指研究、研制、调查等的前提、目的和任务，所涉及的主题范围。

（2）研究方法：指所采用的原理、理论、条件、对象、材料、工艺、结构、手段、装备和程序等。

（3）研究结果：指实验或研究的结果、数据、被确定的关系、观察结果、取得的效果、性能等。

（4）结论：指对结果的分析、研究、比较、评价、应用等，今后的假设、启发、建议和预测等。

4. 摘要写作要求

作为论文内容的简要陈述，摘要是具有独立性、完整性且篇幅较小的短文，按照《文摘编写规则》（GB/T 6447—86）规定撰写。

（1）一般以第三人称叙述。

摘要作为一种可供阅读和检索的独立文体，应采用"对……进行了研究""报告了……现状""进行了……调查"等记述方法，不建议使用"本文""作者"等主语，以免产生歧义。

（2）结构要严谨，表达要简明。

摘要集中论文的精华，不得简单重复篇名中已经表述过的信息，要客观如实地反映原文的内容，着重反映论文的新内容和作者特别强调的观点。摘要可脱离原文而独立存在，便于文摘杂志或检索系统收录。

（3）采用规范化的名词术语。

摘要中不可使用非公认公知的符号、缩写词，特别是自定义的缩写形式，不能使用表格、图、化学公式以及相邻专业读者难以理解的缩略语、简称、代号，如果确有必要，在摘要中首次出现时必须加以说明。

（4）行文要合乎语法，保持上下文的逻辑关系。

摘要只对作者研究结果进行讨论，并且必须同正文文体保持一致，不涉及与其他同类研究工作相互比较，同时不夸大、炫耀自己的研究成果，切忌发空洞的评语，不做出模棱两可的结论。

（5）中英摘要相互对应。

如需撰写英文摘要，英文摘要内容与中文摘要需相互对应。中文摘要前一般加"［摘要］"作为标识，英文摘要前加"［Abstract］"作为对应标识，并置于中文摘要的下方。

（五）关键词的撰写

1. 关键词的作用

关键词是为了文献标引工作从报告、论文中选取出来用以表示全文主题内容信息款目的单词或术语。关键词对论文主题内容进行了概括、提炼，是文献检索最主要的信息源，主要作用如下：

（1）体现论文主题。

关键词重在"关键"，通过关键词，读者即可在未看论文的摘要和正文之前，直观地了解论文的主要思想。其作用与题名相同，但又与题名互补，因为题名不一定包含所有文中出现的高频词语，而关键词能够起到补充相关信息的作用。

（2）用于检索。

中医药科技论文发表后一般都会被各检索工具或各数据库所收录，关键词能够帮助检索工具或数据库对文献进行组织，并且能帮助读者缩小文献检索的范围。

2. 关键词的筛选规则

关键词可从论文题名、摘要、引言、结果或结论中选择，必要时可从全文中选择。关键词选择应该遵循以下原则：

（1）关键词需为主题概念词。

关键词的选取与论文主题一致，为能够概括主题内容的词和词组，可选择《汉语主题词表》中收录的词作为关键词，从而规范地表达一个主题概念，同义词、近义词不可并列为关键词。

（2）关键词的选取应对主题有修饰和限定作用。

选好主题中心概念后，还应从多方面选择围绕主题中心的关联主题要素，例如表示作用、方法、性质、结构、条件、用途、归属、时间、场所、原理、过程、结果的概念可作为主题要素。同时注意选择隐含在字里行间的重要概念和对主题背景、动机、经过及对今后课题有信息价值的概念。

（3）关键词的用词要统一规范。

关键词应该是能精准体现不同学科的名词或术语，一些未被普遍采用或者未被专业认证的缩略词不宜作为关键词，形容词、动词、副词等不能选作关键词，英文中的冠词、介词、连词以及一些缺乏意义的副词和名词也不能选为关键词。

3. 关键词选择的常见错误

（1）选词的随意性。

随意地选出关键词，使得关键词词义重复，外延范围太大或太小，或与论文主题内容关系不大，使关键词不能完整反映论文的主题，出现漏标、滥标现象，直接影响论文检索的查全率和查准率。

（2）选词的不规范性。

过多地选用自由词、未加规范的同义词或词组、无实际内容的虚词等，甚至一些非共用的缩略词、短语或较长的句子作为关键词，使检索词失去了检索与标引的意义。

（3）排序的混乱性。

关键词的排序概念模糊，词与词之间没有逻辑规律可循，中英文关键词的顺序不对应，数量不一致，引起读者逻辑的混乱，势必对论文的主题理解产生误导。

（六）中图分类号的撰写

1. 中图分类号的概念

中图分类号是指依据《中国图书馆分类法》（简称《中图法》）选用的，字母与阿拉伯数字相结合的符号体系。中图分类号可作为论文学科分类属性代号，便于读者了解论文学科，也便于读者从学科分类途径检索论文，常列于关键词段之后。

2. 类目划分

《中图法》采用层累制编制体系，将学科分成 22 个一级类目，并用大写字母表示：

A 马克思主义、列宁主义、毛泽东思想、邓小平理论　　　　B 哲学、宗教

C 社会科学总论　　　　　　　　　　　　　　　　　　　　D 政治、法律

E 军事	F 经济
G 文化、科学、教育、体育	H 语言、文字
I 文学	J 艺术
K 历史、地理	N 自然科学总论
O 数理科学与化学	P 天文学、地球科学
Q 生物科学	R 医药、卫生
S 农业科学	T 工业技术
U 交通运输	V 航空、航天
X 环境科学、安全科学	Z 综合性图书

一篇科技论文可用一个学科分类号标识，但是对于涉及多学科的论文，可同时著录多个对应的学科分类号，按照研究主题进行分类号排序，中间用分号";"分隔。分类号前用"中图分类号"或者"［中图分类号］"标识。

二、正文部分

中医药科技论文的正文部分是作者学术理论水平与创新才能的集中体现。正文部分占据论文最大的篇幅，一般由引言、材料与方法、结果、讨论、结论组成。

（一）引言的撰写

1．引言的作用

引言又称前言、导言、序言、绪论等。作为中医药科技论文的开场白，以简短的篇幅介绍研究背景、研究目的、范围及相关领域，包括前人在该领域已经取得的成就和尚待解决的问题，从而揭示论文的研究方法、拟达到的研究效果和主要创新之处。引言是论文不可或缺的结构，不能脱离论文而单独存在。

2．引言的基本内容

引言（或绪论）简要说明研究工作的目的、范围，相关领域的前人工作和知识空白，理论基础和分析，研究设想、研究方法和实验设计，预期结果和意义等。引言的基本内容主要包括以下四个部分：

（1）研究的背景。

研究的背景包括研究对象及其基本特征、相关领域内前人的研究历史和现状、前人研究过程中遇到的困难和存在的局限性、哪些问题尚未解决、目前研究的热点和今后的发展趋势，结合作者已有的研究成果说明该研究的目的和必要性，提出论文的主旨，以便读者领会作者的写作意图。

（2）研究的创新性。

对本论文研究的创新性进行说明，阐述本论文的内容与已有研究成果的差异。论文的创新性是决定论文价值的重要因素，也是论文能否被录用的重要依据。

（3）研究的理论依据、实验基础和研究方法。

简要说明作者开展研究工作所要使用的方法和途径。如果沿用已知的理论、原理和方法，只需注明有关的文献；如果引出了新的理论或方法，应加以定义和阐明。

（4）预期的结果及现实意义。

简述该研究成果达到了怎样的水平，能解决什么问题，收到了什么效益，从而引起读者对本文的重视和兴趣。

3. 引言撰写要求

撰写引言需要注意以下几点：

（1）言简意赅，重点突出。

引言字数有限，撰写引言时意思要明确，语言要简练，重点突出研究的背景、方法的优缺点、预期结果及创新，避免不必要的铺垫。

（2）尊重科学，客观叙述。

引言要实事求是、客观公正地叙述前人研究成果和存在的问题，避免不切实际地夸大或过谦，既不抬高自己，自吹自擂，也不贬低前人，切忌夸大其词地描述所取得的成果的影响力。

（3）写出特色、新意，避免与摘要、结论重复。

摘要是论文的缩影，是全文的高度概括，可以独立于论文之外而存在。引言则是论文的一个重要组成部分，说明论文研究的必要性，重点写课题研究的背景意义、分析研究现状、归纳当前亟须解决的问题，目的是引导读者理解全文。结论则是整篇论文的总结和概括，对提出的问题给予解答。

（4）引文要新而精。

在引用文献的过程中要体现出时效性原则、相关性原则、全面性原则、权威性原则，以突出作者对本研究领域中已有的研究成果有了全面的了解，掌握了最新的发展动态，其研究思路所依据的概念、理论和方法具有较强的权威性或可靠性。

（二）材料与方法的撰写

1. 材料与方法的作用

材料主要交代作者用什么具体实验对象或什么具体的资料来进行研究。方法指用什么具体实验方法或搜集资料的方法来搜集资料。材料与方法可根据研究的类型不同而略有差别，调查研究常为"对象与方法"，临床试验则用"病例与方法"。材料与方法部分的客观描述，一方面可以使读者清楚了解研究工作的对象和过程；另一方面也便于读者能够应用同样的材料与方法，对研究结果进行重复和验证。

2. 材料与方法的基本内容

中医药科技论文的材料与方法是向读者介绍获得成果的方法与手段，在实验性中医药科技论文中，主要包括实验所用的试剂或材料、实验仪器或设备、实验方法和实验程序等。

（1）实验对象。

若实验对象为动物，需标明品系名称、级别、雌雄、月龄或周龄、体重、合格证号、提供单位和生产许可证号、饲养及环境等。若研究对象为患者，则需对患者来自住院或门诊、病例数、性别、年龄、职业、病因、病程、病理诊断依据、疾病的诊断分型标准、病情和疗效判断依据等情况作简要说明。

（2）试剂材料。

要求给出足够的信息，如化合物的名称（勿用商品名称）、分子式、纯度、规格、生产厂家名称等，应指明使用前是否经过提纯或特殊处理。配制的溶液需指明浓度、配制方法和标定方法及储存方式等。

（3）仪器设备。

要求给出标准名称、型号、技术规格、附属部件、使用条件和生产厂家名称等。若为自制仪器，需要给出装置图或示意图，指明操作条件。

（4）实验方法。

实验方法包括分组方法、给药剂量与途径、动物处理、指标测定方法、数据处理方法等。若采用前人用过的、众所周知的实验方法，只要交代名称即可；若采用较新的实验方法，则应说明出处并提供参考文献；若对某实验方法进行了改进，则要交待修改的根据和内容；若采用作者自己所建立的实验方法，则需详细描述，以便他人学习和推广。实验方法部分内容必须写得充分、翔实、准确和客观，以便实验结果能重复出来。

3. 材料与方法撰写的常见问题

（1）撰写过繁：有些论文罗列很多材料，但在研究中并没用到；相同实验重复多次描述实验材料；大量篇幅阐述众所周知的或者已有文献记载的方法；详细叙述试剂盒操作说明书内容等。

（2）撰写过简：未对实验对象的来源种系、性别、体重、健康情况及分组方法等进行标注；未交代清楚实验所需的全部材料和仪器设备的来源；未详细写明改进部分的实验方法或者自创的实验方法每一步操作步骤；涉及临床患者时，未交代清楚研究对象的选择标准及剔除标准、资料来源的时间及地点（即何时何单位收治的患者）。

（3）撰写不规范：未按照《中华人民共和国法定计量单位》的规定选用规范的单位和书写符号；统计学处理数据资料时未准确标注统计方法与显著性标准；实验材料是动植物时，未按要求标注动植物的采集地、采集时间、名称、标本收藏地、标本号及鉴定人；以病例为观察对象时，不规范使用患者的真实姓名、地址，以及患者在医院内各种检查的编号及病历号。

（三）研究结果的撰写

1. 研究结果的作用

研究结果作为中医药科技论文的核心关键部分，是整个研究过程所取得的数据或观测到的现象，应对这些现象和数据进行定性和定量分析，进一步推理和论证，得出规律性的东西。研究结果是从直观的感性材料上升到理性高度的分析判断过程，标志着论文的学术水平或技术创新的程度，是整篇科技论文精华所在。

2. 研究结果的基本内容

研究结果通常包括以下三个方面的内容：

（1）对实验进行总体的描述。需要对实验的产品、实验过程所观察到的现象、实验记录的数据、对上述现象和数据进行统计和加工后的有关资料等进行描述，但也应尽量避免把所有数据和盘托出，而要对数据进行整理，并采用合适的表达形式。

（2）准确地表达必要的实验数据。在整理数据时，不能只选取符合自己预料的，切不可随意舍去与理论值不符或相反的数据。对于异常的结果，不可随意舍去，必须加以说明，或找到确凿证据足以说明它们确属错误之后才能剔除。

（3）分析说明事物内在的联系和客观规律。比较结果时，要说明结果的适用对象和范围，分析不符合预见的现象和数据，检验理论分析的正确性等；分析结果时，必须以理论为基础，以事实为依据，认真、仔细地推敲结果，既要肯定结果的可信度和再现性，又要进行误差分析，并与理论结果做比较，说明存在的问题。

3. 研究结果的写作要求

（1）言简意赅，客观评价。对实验或观察结果的表达要高度概括和提炼，且只描述研究结果，一般不做评论。不能简单地将实验数据或观察事实堆积到论文中，要突出有科学意义和具有代表性的数据。

（2）数据表达可采用文字与图表相结合的形式。同样的数量关系或例证，通常只用图、表之一。如果表中数据非用图不能全部表达或数据特别重要，才可图表并列。如果数据较多，在进行综合与归纳后，采用合适数量的图表来完整、详细地表述。文字部分则用来指出图表中资料的重要特性或趋势，避免罗列与图表相重复的数据。

（3）注意各层次或各段落之间的逻辑关系。结果可分成若干个层次或段落来写，需注意前后之间的逻辑关系，做到逻辑关系清晰明了。

（四）讨论的撰写

1. 讨论的作用

讨论是以结果为依据，对研究结果进行分析和论证，是对结果的必然性、偶然性、可靠性和重要性进行的全面、系统论述，并上升到一定的理论高度，进一步阐述所研究事物的内在关系，揭示其内在本质、一般法则和规律，将研究结果由感性认识上升到理性认识，反映作者对某个学术问题理解的深度和广度。

2. 讨论的基本内容

在讨论部分，我们应该解释实验结果。因此，讨论的主要内容如下：

（1）概述最重要的结果。首先认真核对自己所得到的结果，指出结果是否符合我们的最初假设，如果不符合，是否需要修改预定假设；同时，是否与前人研究结果相一致，如果不一致，指出原因。

（2）突出论文中的创新之处。结合现有的文献对结果进行说明、解释，可支持、反驳或修正现有文献中的研究成果，并进一步指出结果的理论意义和实际应用价值。

（3）说明研究的局限性。针对本次研究结果简明扼要地阐述本实验涉及的研究范围以及后续进一步的实验需要。如果发现仍有不能定论的或与常规相反的结果，给出进一步研究的设想。

　　3. 讨论的写作要求

　　（1）找准分析角度。分析角度的选择是以最能突出论文的主题为线索的，不仅要力求准确，还要新颖独特。在中医药科技论文中，一般不宜变换角度或多角度交叉分析，一旦处理不当极易造成主次不清、层次紊乱、前后矛盾，不利于突出主题、阐明论点。

　　（2）分析问题全面透彻。对结果展开讨论时要切合实际，不是空泛地堆砌数据，切忌套用陈旧过时的观点，切忌无目的地泛泛而谈。讨论重点应放在实际数据的分析、统计、总结上，通过由现象到本质的揭示、探讨过程，反映论文观点与主题。

　　（3）讨论推陈出新。对新的发现、文献尚未报道的内容进行深入讨论，阐明本研究结果与他人结果之异同，突出本研究的新发现、新发明。

　　（五）结论的撰写

　　1. 结论的作用

　　结论是在对研究结果进行理论分析和讨论的基础上通过严密推理形成富有创新性和指导性的，且与引文相互呼应的概括总结，也称作论文的结语，起到总结归纳、盖章定论的作用。

　　2. 结论的基本内容

　　结论不是对结果与讨论部分的简单总结，而应该是经过判断、推理和归纳，完整准确、言简意赅阐述的内容，因此，结论在撰写过程中应涵盖以下内容：

　　（1）论文揭示出来的原理和规律，研究结果说明了什么，解决了什么问题，得出了什么规律。

　　（2）与前人的研究结果比较，通过补充、扩展、验证等研究，得到的差异及该文的创新和发展。

　　（3）对研究中所发现的例外结果和不足之处，以及暂时无法解决的问题所进行的分析和解释。

　　（4）在理论上的建树以及在应用上的价值和前景，尚未解决的问题及进一步研究的设想，以及对后续研究的建议和展望。

　　3. 结论的写作要求

　　在撰写结论时，通常遵循以下要求：

　　（1）明确具体，简短精练。结论中的文字表述应逻辑严密，通过将实验、观测所得到的现象、数据以及对它们的阐述、分析作为依据，进行准确明白、精练完整、高度概括、直截了当地表达。内容较多时可以分条来写，并给以编号，每条成一段，每段包括几句话或只有一句话。

　　（2）观点鲜明，重点突出。结论中语言应准确、鲜明，忌用含糊其词、模棱两可的语言来阐述新的发现或新的见解。在否定或肯定某种观点时，表述应确切，切忌使用"大概""或许""可能"等词，以免带来似是而非的结果。

　　（3）推理严密，实事求是。结论要基于实验、观测结果进行判断、推理，不要作无根据和不合逻辑的推理进而得出无根据和不合逻辑的结论。推理符合逻辑，经得起考验，评价自己的研究成果时不要言过其实，同时尊重前人，不轻易否定前人的研究成果，不批判他人；对尚不能完全肯定的内容的叙述要注意留有余地，不要轻率地否定或批评别人的结论，更不能借故贬低别人。

三、文尾部分

中医药科技论文的文尾部分主要包括致谢、参考文献等。

（一）致谢的撰写

致谢指作者对论文的完成给予帮助的人所表达的诚挚谢意，以示对他们付出的肯定和尊重。致谢在论文中的编排位置是在结论之后，参考文献之前，并详细规定了致谢的内容。对相关工作的开展或者科技报告的撰写给予帮助的组织和个人宜致谢，包括指导或协助本研究工作的实验人员；参加过讨论或提出指导性意见的人员；提供实验材料、仪器及给予其他方便的人员；本文采用的数据、图表、照片的提供者；资助研究工作的学会、国家科学基金会、合作单位，以及其他组织或个人；在撰写论文过程中提出建议和提供帮助的人员；提供过某种信息，但又非论文的共同作者，且不对论文负责的人员等。

（二）参考文献的撰写

1. 参考文献的作用

参考文献指论文中引用或借鉴了的、他人已经公开发表的论文，已经公开出版的图书或已被批准的专利等文献信息。指明被引用的文献或资料的具体出处，是尊重他人研究成果的具体表现，为文献计量提供依据。参考文献排在论文正文之后，按照在正文中出现的先后次序标于文后，以"参考文献"或"［参考文献］"标识，且参考文献的序号左顶格。

2. 参考文献的著录规则

按照《信息与文献　参考文献著录规则》（GB/T 7714—2015）规定对参考文献进行著录。参考文献的著录格式一般采用顺序编码制，即引文采用序号标注，文后参考文献列表按照引文的序号排列的参考文献标注体系。作者在论文正文引用的参考文献处以阿拉伯数字序号置于方括号中并上标的模式标注参考文献，并与文末参考文献列表的参考文献序号形成一一对应的关系。

对于同一位置引用多篇文献时，只需将各篇文献的序号在方括号内全部列出，各序号用半角逗号"，"隔开。如遇连续序号可用"－"标注起止序号。同一篇文献在文中被多次引用时，只需编一个首次引用的序号。如果对一本页数较多的专著或者学位论文引用多次，且每次引用的页码范围不同，正文中重复使用文献序号，但需要在文后参考文献列表中将引文的页码范围进行标注。

3. 文献类型和标识代码

《信息与文献　参考文献著录规则》（GB/T 7714—2015）规定，以单字母方式标识各种参考文献类型。常见文献类型及标识代码如表5-1所示。

表5-1　文献类型和标识代码

文献类型	文献类型代码	文献类型	文献类型代码
普通图书	M	专利	P
论文集、会议录	C	数据库	DB
汇编	G	计算机程序	CP
报纸	N	电子公告	EB
期刊	J	档案	A
学位论文	D	舆图	CM
报告	R	数据集	DS
标准	S	其他	Z

对于数据库、计算机程序及电子公告等电子文献类型的参考文献，建议以双字母作为标识，常见电子资源载体和标识代码如表5-2所示。

表5-2　电子资源载体和标识代码

电子资源的载体类型	载体类型标识代码
磁带（magnetic tape）	MT
磁盘（disk）	DK
光盘（CD-ROM）	CD
联机网络（online）	OL

以纸张为载体的传统文献在被引用为参考文献时，其参考文献类型以单字母标识。对于非纸张型载体的电子文献，当被引用为参考文献时，需要在参考文献标识中同时标明其载体类型，通过［文献类型标识/载体类型标识］方式进行标注，比如［DB/OL］——联机网上数据库，［DB/MT］——磁带数据库，［M/CD］——光盘图书，［CP/DK］——磁盘软件，［J/OL］——网上期刊，［EB/OL］——网上电子公告。

4. 参考文献编制要求

对于参考文献著录项目按照作者、文献题名及版本、文献类型及载体标识、出版项（出版地、出版者、出版年）、文献出处或电子文献的可获得地址、文献起止页码、文献标准编号（标准号、专利号……）的顺序著录。

几种常见的文献类型顺序编码制的书写规则如下：

（1）普通图书。

著录格式：［序号］主要责任者. 题名：其他题名信息［M］. 其他责任者. 版本项. 出版地：出版者，出版年：引文页码.

示例：［1］张其成. 读懂中医药文化［M］. 北京：人民卫生出版社，2022：85-86.

（2）论文集、会议录。

著录格式：［序号］主要责任者. 题名：其他题名信息［C］. 出版地：出版者，出版年.

示例：［1］刘保延，朱兵，喻晓春，等. 新时代　新思维　新跨越　新发展——2019 中国针灸学会年会暨 40 周年回顾论文集［C］.　［出版地不详］：［出版者不详］，2019.

（3）报告。

著录格式：［序号］主要责任者. 题名：其他题名信息［R］. 出版地：出版者，出版年.

示例：［1］谷晓红. 名老中医经验挖掘与传承的方法学体系和范式研究中期报告［R］. 北京：北京中医药大学，2020.

（4）学位论文。

著录格式：［序号］主要责任者. 题名［D］. 大学所在城市：大学名称，出版年.

示例：［1］管志伟. 加味人参乌梅汤调控腹泻大鼠肠道菌群结构和功能的宏基因组学研究［D］. 成都：成都中医药大学，2021.

（5）专利文献。

著录格式：［序号］专利申请者或所有者. 专利题名：专利号［P］. 公告日期或公开日期.

示例：［1］王栋，汪倩玉. 一种预防和/或治疗癌症的药物组合物及其制备方法和用途：CN115381831A［P］. 2022－11－25.

（6）标准文献。

著录格式：［序号］主要责任者. 标准名称：标准号［S］. 出版地：出版者，出版年：引文页码.

示例：［1］国家市场监督管理总局. 健康信息学　中医药数据集分类：GB/T 38327—2019［S］. 北京：中国标准出版社，2019：5.

（7）期刊文献。

著录格式：［序号］主要责任者. 题名：其他题名信息［J］. 期刊名，年，卷（期）：页码.

示例：［1］管志伟，赵琼，丁樱，等. 论五味合化理论发展源流［J］. 中医研究，2022，35（11）：1－5.

（8）报纸文献。

著录格式：［序号］主要责任者. 题名：其他题名信息［N］. 报纸名，出版日期（版面数）.

示例：［1］潘如龙. 从中医视角看新冠病毒的防治［N］. 浙江日报，2023－01－30（005）.

（9）专著中的析出文献。

著录格式：［序号］析出文献主要责任者. 析出文献题名［文献类型标识/文献载体标识］. 析出文献其他责任者//专著主要责任者. 专著题名：其他题名信息. 版本项. 出

版地：出版者，出版年：析出文献的页码［引用日期］．获取和访问路径．数字对象唯一标识符．

示例：［1］聂莹，李海燕．"一带一路"倡议背景下的中医药信息标准"走出去"SWOT 分析［C］//中国标准化协会．中国标准化年度优秀论文（2022）论文集．北京：《中国学术期刊（光盘版）》电子杂志社有限公司，2022：871－875．

（10）电子资源（不包括电子专著、电子连续出版物、电子学位论文、电子专利）。

著录格式：［序号］主要责任者．题名：其他题名信息［文献类型标识/文献载体标识］．出版地：出版者，出版年：引文页码（更新或修改日期）［引用日期］．获取和访问路径．数字对象唯一标识符．

示例：［1］庄建．古老的中医药有了典籍之"藏"［EB/OL］．（2023－07－24）［2023－07－30］．http://yn．people．com．cn/n2/2023/0724/c372453－40504610．html．

补充说明：

以上各种类型的文献，如果是英文版本，其著录格式与中文相同，各项要素和次序与中文一一对应即可。以上第（1）～（9）种类型的文献，如果是从网上获取的，则还要加上"［引用日期］．获取和访问路径．数字对象唯一标识符．"。

第四节 科技论文的规范表达

科技论文的规范化、标准化是科技论文写作的基本要求，也直接影响着科技创新成果的传播效率。科技论文除应立论正确、科学严谨外，还应严格遵守相关撰写规范，使复杂多元的科学技术体系在同一标准下统一起来，从而有助于提高论文的可读性，利于信息的存储、交换与共享。本节介绍科技论文写作的相关规范表达，便于研究者撰写科技论文时参照。

一、数字和字母

科技论文中数字和字母的使用是极其普遍的。目前国内制定有相关标准对数字和字母的书写及使用进行标准化规定，使数字与字母的用法趋于统一规范。

（一）数字的规范使用

在国内，科技论文中数字用法主要指在涉及数字表达时应该用阿拉伯数字或是汉字数字表达。阿拉伯数字笔画简单、结构科学、形象清晰、组数简短，《出版物上数字用法》（GB/T 15835—2011）指出，在下列情况下应该用阿拉伯数字：

（1）在使用数字进行计量的场合，为达到醒目、易于辨识的效果，应采用阿拉伯数字，例如 35.8、27.3%、20%～38%、1：30。

（2）当数值伴随有计量单位时，如长度、容积、面积、体积、质量、温度、经纬度、音量、频率等，特别是当计量单位以字母表达时，应采用阿拉伯数字，例如

123.63km（123.63千米）、28L（28升）、2.15m² （2.15平方米）。

（3）在使用数字进行编号的场合，为达到醒目、易于辨识的效果，应采用阿拉伯数字，例如，邮政编码：611172；书号：ISBN 978-7-80128-213-5。

（4）现代社会生活中出现的事物、现象、事件的名称的书写形式中包含阿拉伯数字，已经广泛使用而稳定下来，应采用阿拉伯数字，例如5G、MP4、"5·12"大地震。

在下列情况下应选用汉字数字：

（1）干支纪年、农历月日、历史朝代纪年及其他传统上采用汉字形式的非公历纪年等，应采用汉字数字，例如腊八、正月十五、壬寅年腊月十三。

（2）数字连用表示的概数、含"几"的概数，应采用汉字数字，例如两三个月、三四个、三十几。

（3）汉语中长期使用已经稳定下来的包含汉字数字形式的词语，应采用汉字数字，例如四书五经、星期三。

在下列情况下选用阿拉伯数字与汉字数字均可：

（1）如果表达计量或编号所需要用到的数字个数不多，选择汉字数字还是阿拉伯数字在书写的简洁性和辨识的清晰性两方面没有明显差异时，两种形式均可使用，例如24楼（二十四楼）、18岁（十八岁）、约200人（约二百人）。

（2）如果要突出简洁醒目的表达效果，应使用阿拉伯数字，例如2022年12月3日；如果要突出庄重典雅的表达效果，应使用汉字数字，例如党的二十大。

（3）在同一场合出现的数字，应遵循"同类别同形式"原则来选择数字的书写形式。如果两数字的表达功能类别相同，比如都是表达年月日时间的数字，或者两数字在上下文中所处的层级相同，比如文章目录中同级标题的编号，应选用相同的形式。反之，如果两数字的表达功能不同，或所处层级不同，可以选用不同的形式，例如图书的章节、标题编号。

（二）字母的规范使用

外文字母的编排规则应特别注意字母的正斜体、黑白体、大小写和上下角标的表示，使用中必须严格遵循一定的规则：

（1）字母正体适用于所有计量单位、词头字母、量纲符号和数学运算符号，包括数字式中字母、量符号中下标字母、化学元素符号、粒子和射线等物理符号、产品的名称和型号、标准以及外文缩写、生物学中属（不含属）以上的拉丁学名等。

（2）斜体适用于描述传递现象的特征符号，包括量符号或变动性数字表示的坐标轴的下标，数学中要求使用斜体字母，生物学中属（含属）以下的拉丁学名以及化学中表示旋光性、分子构型、取代基位置符号等。

（3）大写体适用于以人名为计量单位符号的首字母，化学元素符号首字母，SI基本量的量纲，名词术语的外文缩写字母，月份、星期、节日等的首字母，外国人名字姓的首字母，国家、组织、学校、机关以及报刊、会议文件等名称的首字母等。

（4）小写体适用于一般计量单位符号，因数小于等于10³的SI词头符号，附在中译名后的普通名词的原文，法国人、德国人等姓名中的附加词，以及前置词、连词、冠词等。

（5）黑正体适用于矢量和张量中的运算符号和表示梯度、旋度的名称，黑斜体通常用于矢量、张量和矩阵符号等。

二、公式与计量单位

公式用来表达物理量之间的逻辑和运算关系，是数字、字母、符号等的逻辑组合。计量单位是根据约定定义和采用的标量表示同种量大小的特定量，计量单位具有根据约定赋予的名称和符号。

（一）公式的规范使用

（1）编排要求。公式对正文文字的排式分为串文排和另起一行居中排两种，前者是把公式排在文字中，后者把公式另行排在左右居中的位置。在排式时，若为了节省篇幅和版面，可串文排，例如勾股定理公式运算：$a^2 + b^2 = c^2$。若为了突显公式，引起重视，或者整体美观，或无法排在文中，可另行居中排，例如二次公式运算：

$$x = \frac{-b \pm \sqrt{b^2 - 4ac}}{2a}$$

具体排式可视具体情况而定。

（2）符号注释。符号注释是指对公式中需要注释的符号给出名称或进行解释、说明。通常按照符号在公式中出现的顺序，用准确、简洁的语句进行逐一解释。

（3）排式及转换。公式中的主体部分需要排在同一水平位置上，如果是三层及以上的叠排式公式，需要注意主线比辅线稍长，且主线与公式中的"＝"符号齐平。例如傅里叶级数公式运算：

$$f(x) = a_0 + \sum_{n=1}^{\infty} \left(a_n \cos \frac{n\pi x}{L} + b_n \sin \frac{n\pi x}{L} \right)$$

（4）如果公式较长需要转行，可在＝、≈、<、>、≠、≥等关系符号或＋、－、±、×、·、÷、/等运算符号后断开，而在下一行开头不应重复这一符号。也可以在可在＝、≈、≠、≤等关系符号和＋、－、×、/等运算符号前断开，上一行末尾不重复这一符号。例如三角恒等式运算就可以写作：

$$\cos\alpha + \cos\beta + \sin\alpha \pm \sin\beta = 2\cos\frac{1}{2}(\alpha+\beta)\cos\frac{1}{2}(\alpha-\beta)$$
$$+ 2\sin\frac{1}{2}(\alpha\pm\beta)\cos\frac{1}{2}(\alpha\mp\beta)$$

（二）计量单位的规范使用

在论文写作过程中，规范计量单位的使用是保证论文可读性的重要因素。

1. 法定计量单位

我国有以政府命令形式明确规定的、在全国采用的法定计量单位，这些法定计量单位包括以下几个部分：

（1）国际单位制（SI）基本单位。

国际单位制基本单位是我国法定计量单位的基础，包含长度、质量、时间、电流、热力学温度、物质的量、发光强度7个基本量的单位。

（2）国际单位制的辅助单位。

国际单位制的辅助单位包含平面角、立体角2个量的单位。

（3）国际单位制导出单位。

国际单位制导出单位是由基本单位通过定义、定律或一定的关系式推导出来的单位，为以下量的单位：频率、力（重力）、压力（压强、应力）、能量（功、热量）、功率（辐射通量）、电荷量、电位（电压、电动势）、电容、电阻、电导、磁通量、磁通量密度（磁感应强度）、电感、摄氏温度、光通量、光照度、放射性活度、吸收剂量、剂量当量。

（4）国家选定的非国际单位制单位。

我国的法定单位有一部分是从实际工作中选出的、得到国际计量委员会认可的非国际单位制单位，可与国际单位制并行使用，是以下量的单位：时间、平面角、旋转速度、长度、速度、质量、体积、能、级差、线密度。

（5）由以上单位构成的组合形式的单位。

由以上单位组合而成的单位是指由以上列出的我国法定单位通过乘或除组合而成的且具有物理意义的单位，例如速度单位 m/s（米每秒）。

（6）由词头和以上单位构成的十进倍数和分数单位。

这是为了避免出现过大或过小的数值而利用国际单位制词头加在国际单位制单位之前构成的十进倍数和分数单位。

2. 计量单位使用规范

论文写作中，计量单位的使用通常遵循以下规范：

（1）计量符号的使用规范。使用国家规定的计量符号；避免将字符串、化学名称、元素符号用作计量符号；避免使用整体字母表示计量符号；当不同计量符号使用同一字母时，考虑用其他备用计量符号替换。

（2）单位名称的使用规范。不要使用非法定单位名称，在进行运算时，要考虑计量名称与单位符号顺序的一致，符号中除号对应的名称为"每"字，乘号没有对应的名称；乘方形式的单位名称的模式为指数名称。使用组合单位时，避免使用不规范的形式表示组合单位，避免使用既不是单位的中文符号也不是单位中文名称的"符号"作为单位中文符号，避免并用两种符号。

（3）国际符号的使用规范。单位国际符号的书写要严格区分字母的大小、类别及正斜体。单位符号通常采用小写字母表示，源于人名首字母时应用大写字母表示，且采用正体字母表示，避免使用非法定单位符号作为单位符号。组合单位符号相乘时，各单位符号之间用"."分隔；相除时，可将单位符号用分子、分母做分数形式，也可将单位符号用"/"分隔。

（4）量纲匹配，行文统一。公式中等号或不等号两边的量纲必须相同，且始终保持一致，才能进行大小比较。在同一篇论文中对含义确切的同一量用同一名称和同一符号表示，同一符号应只表示同一量。

三、插图和表格

插图和表格是科技论文的重要表述形式。插图是作者根据自己研究的结果设计并绘制出来的形象化语言，不仅可以使论文内容的表述更加简洁、清晰和准确，而且还便于读者理解论文的内容。表格是作者利用所观察到的或计算所得到的各种结果按照统计学规律，采用一定的方式，集中地排列或组合在一起，便于分析和对比，表达数据和事物分类的一种有效方式。

插图和表格作为形象语言，在科技论文表述中起到文字不可替代的作用。插图和表格的使用使论文在表述上更富有逻辑性，通过文字、插图、表格并茂，可以把科研成果和科学内容准确、形象、直观地表述出来。

（一）插图的设计和绘制

1. 插图的类型

科技论文中的插图按印刷工艺可分为墨线图和照片图。墨线图是指用墨线绘制出来的图形，包括示意图、流程图、构造图、电路图、计算机程序框图、函数图、化合物分析结构图以及分析测试仪器绘制出来的各种谱图等；照片图是指用摄像机拍照下来的真实物体的照片或用特殊设备拍摄下来的反映物体内部真实结构的 X 射线照片、扫描电镜照片、隧道显微镜照片和原子力显微镜照片等。

2. 插图的标识与注释

插图正下方需要标注图序和图名，图序和图名之间应留一个同类字符的间隔。图序使用阿拉伯数字依插图出现的顺序和论文具体的内容编制，例如"图 1-1""图 2-2"等。如果论文中只有一幅插图，则可以直接标识"图 1"。如果论文中多张图之间存在逻辑关系，则需用符号标识，例如"图 2-1（a）""图 2-1（b）"等。插图的图名应简洁明了，且表达一个完整的含义。但也不能过于简单，例如只写"示意图""流程图"等，无法让读者快速了解插图内容。插图的位置应紧随"见图×"或"如图×所示"等文字的自然段落之下，见文字后即见图。

3. 插图设计和绘制的基本要求

（1）所设计插图表达的内容必须服务于论文的主题，应与文字表述及表格有机地构成一体，共同论证论文的中心。

（2）所设计的插图必须具有写实性，即必须严格地忠实于所描述的对象，既不能主观臆造，也不能随意夸张。

（3）所设计插图要有自明性，即只看图题和图本身，不看正文也能理解图意。

（4）所设计插图与表格内容一般不重复；通常用简明的文字就能描述清楚的问题，可不设计插图。

（5）插图内的各种符号、量名称及其单位、名词术语必须符合国际标准、国家标准、行业标准及其他有关规定。

（6）用笔绘制插图时，一般使用黑色墨水清绘，线条粗细均匀，比例协调；仪器打印出来的图应墨色清晰，字迹清楚；照片图应清晰真实，层次分明，反差适当。除特殊用途外，插图色调为灰黑色，尽量不用彩色图。

（7）一篇论文的插图的整体风格、体例应该相同。

（8）插入科技论文中的图片应居中摆放，需按照排版需要调整大小，图片的宽度不应超过论文文本的宽度。

（二）表格的设计和制作

1. 表格分类

科技论文中常使用的表格有4种：卡线表、三线表、无线表和系统表。

（1）卡线表是科技论文中普遍使用的一种表格。通过用斜线、横线和纵线将整个表格分割为小方框，将项目名称和相应的数据填在小方框中，栏头用斜线分开，斜线左下方标注纵向栏目的属性，右上方标明横向栏目的属性，如表5-3所示。卡线表各项数据隶属关系清楚，读起来不易串行，凡项目多、内容复杂，可选择卡线表。但由于卡线表横线和竖线较多，项目栏中还有斜线，整体设计烦琐，排版复杂。

表5-3 卡线表

表× 不同成分的物理特性

物理数据＼分子式	收率/%	熔点/℃	IR 光谱/cm^{-1}
$C_{12}H_{16}ONCl$	…	…	…
$C_{15}H_{20}O_3NCl$	…	…	…
$C_{19}H_{19}O_3N$	…	…	…
$C_{12}H_{16}ON_2$	…	…	…
$C_{18}H_{22}N_3Cl$	…	…	…

（2）三线表是科技论文中最为普遍应用的表格类型。它是将卡线表简化和改造后得到的一种表格，表内一般保留三条线，即顶线、底线和栏目线，顶线和底线称反线（为粗线），栏目线为正线（为细线），如表5-4所示。三线表保留了传统卡线表的功能，又克服了卡线表的缺点，且更为简洁，减少了排版制表的困难。

表5-4 三线表

表× 最大径向力与滑转率的关系

附着力/kN	测定点	传感器号	滑转率/%		
			5	14	19
	1	Ⅰ	…	…	…
1500	2	Ⅱ	…	…	…
	3	Ⅲ	…	…	…

附着力/kN	测定点		传感器号			滑转率/%		
						5	14	19
	4	Ⅰ	…	…	…			
2500	2	Ⅱ	…	…	…			
	3	Ⅲ	…	…	…			

（3）无线表是一种以空间来隔开的表格，整个表中无任何线，当项目和数据较少，表文内容简单时可设计成无线表。

（4）系统表是用直线或花括号把文字连贯起来，便于读者理解各项目之间关系的一种表格，常用于表达隶属关系的多层次项目。

2. 表格的编制

（1）表序和表题。

表序和表题是表格的重要部分。表序的标号是根据表格在论文中出现的顺序，用阿拉伯数字对表格进行排序，全文表格连续编号；表题是表格的名称标题，是所列内容的集中反映，应当准确贴切、简明精炼，通常用以名词或者名词性词组为中心词语的偏正词组，不能使用一些缺少特质性的、含混不清的术语作表题。

表序与表题之间空一格字符间距，表序与表题放置于表格顶线的上方，左右居中，其总长度一般不宜超过整个表格的宽度，若整体长度过长，可将表题转行。表格的位置应紧随"见表×"或"表×"等文字的自然段落之下，见文字后即见表。

（2）栏目。

栏目也称表头、项目栏，即标识表体中栏目信息的特征或属性的词语，是指表格顶线与栏目线之间的部分。栏目确定了表格中数据组织的逻辑以及栏目下的数据栏的性质，各栏的名称务须选用能反映该栏所列信息属性或特征的规范术语，与表题一样应当简单明了。应尽量减少栏目中再分栏目的数目，若栏目的内容是多层次的，层次之间要用辅助线隔开。

（3）表身。

表身是指表格中底线以上、栏目以下的部分，是表格的核心部分，容纳了表格的大部分或者绝大部分信息，是表格的主体。一个表格应该能规范地对相关内容归类，使读者能够清晰地进行比较，其规范性主要体现在表体排式、栏目处理和数值表达等多方面。表身内的数字一般不带单位，百分数不带百分号，单位和百分号归并在栏目中，如有特有单位，可写在表身相应标目后并加"（）"。表身中同一栏目下未测出的数据或无此项数据处，用空白表示，属于"有"但暂未得到；尚未发现的内容用"—"表示；测定结果为 0 时，则填写数字"0"。

（4）表注。

表注通常指排在表格底线下方的注释性文字，又可称为表角。用最简练的文字对表身中某些内容进行注释补充，减少表身中重复内容，使表达更简洁清楚和有效。

如果有一项表注，需要在表身中所注对象处理加注释标记号"＊"；若有多个表注，则需对所注对象按由左到右、由上到下顺序用符号和代码标记，注释符号或代码连同注释内容一并在表的底下由左至右注出。

3. 表格设计的基本要求

（1）列表内容要精选。在一篇科技论文中，是否列表是根据需要确定的，不是列表越多越好。应选那些有规律性的、能说明论文主题的内容或数据列表，通常用一两句话就能说明白的内容可不必列表；凡已在行文中表述过的内容或已用插图说明了的内容可不再列表，以避免重复。

（2）表格制作要科学。首先合理选择使用表格的类型，采用横向表还是采用纵向表要根据栏目的多少而定，栏目及其所对应的内容应安排有序、清晰、规范，做到直观易懂、简单明了、层次清楚。表格位置随文列出，紧接在与之有关的文字段后面。

（3）表格需居中摆放。科技论文中的表格大小应适中，宽度不应超过论文文本宽度，表格在论文中需居中摆放。

四、标点符号

标点符号是辅助文字记录语言的符号，是书面语的有机组成部分。标点符号作为科技论文表述中不可缺少的组成部分，不仅具有表示停顿、语气以及词语性质和作用的功能，而且还有分隔各自独立的意群，或标示句内各组成成分（词或词组）之间的逻辑关系的作用，能够辅助修辞和增强语意表达效果。正确的使用标点符号是科技论文规范化写作的一个重要方面。国家标准《标点符号用法》（GB/T 15834—2011）介绍了常用的标点符号及其规范用法。

（一）标点符号分类

常用的标点符号有 16 种，分为点号和标号两大类。

1. 点号

点号的作用在于点断，主要表示说话时的停顿和语气，包括句号、问号、感叹号、逗号、顿号、分号、冒号 7 种。点号又分为句末点号和句内点号。句末点号用于句末，有句号、问号、叹号 3 种，表示句末的停顿，同时表示句子的语气；句内点号用在句内，有逗号、顿号、分号、冒号 4 种，表示句内不同性质的停顿。

2. 标号

标号的作用在于标明语句的性质和作用，常用的标号有 10 种，即引号、括号、破折号、省略号、着重号、连接号、间隔号、书名号、专名号、分隔号。标号有时也表示一定的停顿和语气。

（二）常见标点符号的基本用法

1. 句号

句号表示一句话结束后的较长停顿，以及该句话是个完整的句子。《标点符号用法》

（GB/T 15834—2011）规定，在中文中句号形式为"。"，英文中使用"."，不可同时混用。在以阿拉伯数字、计量单位、公式、百分号、物理量符号、化学符号作为一句话结尾及文后参考文献各项目间隔均宜使用"."。另外"。"和"."在排版中均不能位于行首。

2. 逗号

逗号表示句子或语段内部的一般性停顿。其常用于复句内各分句之间的停顿，较长的主语之后或较长的宾语之前，在句内语气词的主语（或其他成分）之后，或在句内语气词的并列成分之间，较长的主语中间、谓语中间或宾语中间，前置的谓语之后或后置的状语、定语之前。

3. 顿号

顿号表示句子或语段内并列的词或词组之间较短的停顿。其适用于句子内部并列的主语、宾语、定语、状语之间的停顿，表示序数词、汉字序数之后的停顿，一连串并列词之间。

4. 分号

分号表示复句中并列分句之间比较长的停顿，即用以隔开并列的或有偏正关联的分句。它是介于逗号与句号之间的一种停顿，适用于明显的语意并列分句，以及分项说明事物时的各项之间；用逗号不足以分别上下两个段落，用句号又会把意思连贯的一句拆成两句的时候，可用分号分隔。

5. 冒号

冒号表示句子内部比较长的停顿，主要用来提起下文或总结上文。其适用于一些提示语或称呼语的后边，解释或说明词语后边，或在小标题之后接排正文时；或在参考文献中用来隔开书籍的出版地与出版者以及期刊卷号与页码；也可用在概括性语句的前面。

6. 括号

行文中注释性的文字用括号标明。注释句子里某些词语的，括号紧贴在被注释词语之后；注释整个句子的，括号注在句末标点之后。

7. 连接号

连接号在科技论文中应用较为广泛，常用形式有 4 种：一字线"—"、半字线"－"、浪纹"～"（占一个字的位置）和长横"——"（占两个字位置）。

一字线"—"、半字线"－"、浪纹"～"为连接号，表示某些相关联成分之间的连接。其中一字线"—"适用于标示相关项目（如时间、地域等）的起止。半字线"－"适用于化合物的名称或表格、插图的编号，门牌号码、电话号码之间的连接，用阿拉伯数字表示年月日之间的连接，复合名词的连接，产品的名称和型号等。浪纹"～"适用于标示数值范围（由阿拉伯数字或汉字数字构成）的起止。长横"——"为破折号，表示语段中某些成分的注释、补充说明或语音、意义的变化。其适用于一些注释内容或补充说明、上文总结或下文提示、话题的转换、声音的延长、话语的中断或间隔以及事项列举分承等情况。

第五节 常见中医药论文的写作

一、学士论文

（一）学士论文概述

学士论文是高等院校毕业生在专业教师的指导下，按照学士论文的写作标准，综合运用所学专业的基础理论、基本知识和基本技能，针对某一现象或问题进行分析和研究后，在规定时间内独立写成并提交通过答辩的反映其综合学习成果的科技论文。由于学士论文都是在毕业前撰写，所以也统称为毕业论文。但是学士论文和毕业论文又有区别。按规定必须通过答辩，方可授予相应的学位。在实际中，有的学生虽然完成了毕业论文写作，但由于各种原因没有参加学士论文答辩或答辩未获通过，这种情况下所写的论文仅为毕业论文而非学士论文。

撰写学士论文是大学生学习实践的重要环节，不仅是为了达到毕业条件和申请学士学位而撰写科技论文，也是对大学生学习成果和掌握知识程度的综合性考察，是对大学生文献检索、实验设计、独立开展科学研究、运用所学知识解决实际问题以及学术写作等多方面能力的训练。撰写出高质量的学士论文，不仅与大学生是否拥有丰富的专业知识和较高的综合运用能力直接相关，也与大学生是否掌握撰写学士论文的要领、知识、技能和方法密切相关。

（二）学士论文的特点

学士论文属于科技论文的范畴，既具有科技论文的一般共性，又具有自己独特的规律和性质。

1. 指导性

学士论文是在教师的指导下独立完成的科学研究成果。对于如何进行科学研究、如何撰写论文等，教师都要给予具体的方法指导。但是在写作过程中，教师主要是对学士论文的选题方向、论文写作方法进行启发引导，包括帮助学生确定论文题目、审定论文提纲、解答疑难问题、指导学生修改论文初稿等。因此，学生要发挥主动创造精神，研究方向和论文选题的确定、材料的选择以及写作方法的掌握，都要求学生进行独立的思考。如果教师越俎代庖，反而会削弱学生的独立研究能力。

2. 习作性

学士论文是一种习作性的学术论文。撰写学士论文是把所学到的专业知识加以升华，再通过科研活动加以分析和解决问题的过程，实际上是把知识转化为能力的一种训练。相较于研究生，本科阶段的学识积累有限，写作经验较少，在论文观点创新、结构安排、材料使用等方面可能不太成熟和完善，但也有一部分大学生通过自己的日常积累和充分准备写出较高质量的学士论文。撰写学士论文能够培养学生综合运用所学知识解决实际问题的能力，为将来作为科研人员撰写学术论文积累经验。

3. 专业性

不同专业的学士论文的语言陈述、专用字词、材料组成等存在差异，学士论文选题必须与自身专业方向相一致；内容要运用系统的专业知识去论证和解决专业性学术问题；语言表达需简洁准确，通常运用专业术语和专业图表符号；文体属于议论文的一种，具有一定的范式，主要由论点、论据、论证三大部分构成，并通过三者紧密相连、相辅相成的逻辑关系表达思想、阐明道理；学生要具备较扎实的专业基础知识，对论题展开系统和专门的研究，以严谨科学的态度写作，体现一定的专业学术水平。

（三）学士论文的类型

一般来说，根据学科门类、内容和研究方法，学士论文可以分成不同的类型。

1. 按所属专业学科门类分类

学士论文按专业学科可划分为社会科学类学士论文和自然科学类学士论文两大类。社会科学类学士论文又可划分为文学类、历史类、管理类、经济类、政治类等专业学科学士论文，自然科学类学士论文又可划分为理学类、工学类、农学类、医学类等专业学科学士论文。每类学士论文又可进一步划分为不同专业方向的学士论文。

2. 按研究内容和研究方法分类

学士论文按内容性质和研究方法可划分为理论型学士论文、实验型学士论文、描述型学士论文、设计型学士论文等。社会科学类大学生主要采用理论型学士论文，自然科学类大学生一般选择后三种形式。

当然，学士论文的分类方法是多种多样的，如何分类应该视具体情况而定。

（四）学士论文的选题与写作流程

学士论文的选题与写作大致遵从科技论文选题与写作的一般流程。

1. 确定选题

选题是撰写学士论文的起点，决定了研究的方向、广度和深度，在学士论文撰写过程中具有重要意义。确定一个好的选题，是学生和指导教师多方面思考、相互比较、反复推敲和有效决策的结果。学士论文选题可以是科学上的新发现、新创造，也可以是对不正确的结论给予纠正，或者对不完整的结论给予补充。对于学士论文选题，可以从以下几个方面着手进行。

（1）紧扣专业特点选题。在选题时要紧扣学科专业特点，中医药学士论文选题需紧扣中医、中药专业进行选题，选题时既要注意所学专业知识的深化，也要注意新知识、新技术的应用，力求使课题设计合理、可操作性强，同时所选题目具有研究意义。

（2）结合指导教师科研项目选题。指导教师的课题项目是教师对某一领域经过较长时间思考研究后形成的阶段性成果，具有较好的研究基础和创新性。以指导教师的课题项目作为学士论文的选题，参与到项目研究中，能够快速了解与本专业发展相关的研究前沿，获得较高的创新研究起点，完成的学士论文质量也会比较高。

（3）结合实践选题。目前各高校都在积极推广实验设计、临床技能、创新创业等各种形式的大学生竞赛项目，积极参与竞赛实践，并结合竞赛内容选题，能够为学士论文研究提供良好基础。此外，可以结合毕业实习项目选题，实习过程中接触到的具体工作内容能够为学士论文写作提供研究材料和实践经验，研究过程中碰到难以攻克的技术难关，可以向实习单位的专家请教。

（4）根据就业意向选题。根据就业意向确定选题方向，能够为以后的工作实践打下基础。针对毕业后所需承担的工作性质和任务，可与从事相关领域研究的教师或同行讨论和拟定一些如临床研究、产品开发、技术改进等符合自己就业需求的论文选题。

（5）根据考研方向选题。对于计划攻读研究生进行深造的学生，可以根据报考院校、专业和导师的研究方向选题。优先考虑考研方向相关的选题，能够加强动手能力及科研素养，为将来的学术研究奠定基础，也有助于获得报考导师的青睐。

（6）根据研究兴趣及专长选题。兴趣和专长是开展学术研究的重要影响因素。选题时，可以先广泛收集和阅读相关专业文献，梳理专业领域内的研究重点、热点和难点，明确自身的兴趣方向，然后与指导教师反复沟通确认选题可行性，最后带着问题进行探索，学士论文的研究就自然而然地展开了。

2. 拟定提纲

学士论文要求用大量的材料、较多的层次、严密的推理开展论述，整个论文的构思谋篇十分重要。因此，必须拟定提纲，撰写初稿并反复修改才能写出较高质量的学士论文。

提纲是学士论文的骨架，体现作者的总体思路以及全文的逻辑性和结构框架。通过草拟提纲，可以使思想清晰，还可以发现不足，少走弯路。论文提纲一般包括论文的基本论点和主要论据。常见的写法有：

（1）标题法。用简要的词语概括内容，以标题的形式列出。在正文中一般可以作为主线、大框架处理。这种写法简明扼要，一目了然。

（2）句子法。用一个能够表达完整意思的句子概括内容。该句子可以带有标点。句子法具体、明确，能够勾勒出论文的大体结构。

（3）段落提纲。段落提纲是句子提纲的扩充，又称详细提纲。当论文逻辑构成单位的内容不能用一个句子概括时，就用一段话表述。

3. 撰写初稿

（1）初稿的写作方法。

提纲拟定后开始起草论文。如果已经完全构思好了写作的思路，撰写初稿可一气呵成，不要中途停顿而使思路中断，不要为了斟酌一个词句而停滞不前，需要推敲之处，不妨在初稿完成之后，回头再来精心修改。如果论文的构思还不是特别完整和清晰，可依照提纲，分标题或按照论点来写，哪一部分考虑清楚，就写哪一部分，不必按照先后顺序；完成一个部分，稍事整理，便转入其他部分，各部分写完连接起来便可成篇；全文完稿后，进行精读修改。

（2）初稿写作的注意事项。

一是保持最佳写作状态。在大脑最清醒、精神最充沛的时候动笔，把兴奋点集中在写作的论题上，克服中断写作的心理障碍，坚定地按照计划写下去，写不出来时，要找出原因，对症下药。

二是适当调整提纲。写作过程可以深化原来的思考，发现提纲中的不足之处，产生新的认识，此时适当调整提纲非常必要。

三是初稿内容尽量丰富。初稿应提供尽量丰富、充分的内容，便于下一步修改。

4. 修改定稿

初稿写成之后，首先自行修改。需要多读几遍，检查论点是否正确；分析论证是否充分，是否具有说服力；文章层次是否清楚，段落划分是否合适；文字是否规范、精当；标点是否恰当。

其次，根据指导教师审阅意见修改。论文答辩之前，与指导教师积极沟通，通常指导教师会对所指导学生的论文进行2～3次审阅，并指出论文存在的各方面问题，因此，需对照指导教师提出的审阅意见逐一修改论文。

在论文评议和答辩之前，还须根据论文的查重结果进行修改。对于查重率超过所在学校规定的学士论文，需全面修改。学士论文重复率过高的部分主要集中在摘要、前言、材料与方法及致谢等部分，主要原因是撰写论文时详细叙述了研究的材料与方法，前言部分大量引用他人的原文，致谢部分套用了已有的模板等。另外，还要根据同行教师和答辩小组评委的具体评阅意见进行仔细修改。总而言之，一篇合格的学士论文要经过多次增删调整、精雕细琢，才能最终定稿。

（五）学士论文写作内容

根据学士论文的结构，学士论文的写作内容一般包括文前部分（题名、摘要、关键词、目录等）、主体部分（引言、材料与方法、结果、讨论、结论、参考文献和注释、致谢等）、附录部分。为便于国际交流，其中题名、摘要、关键词应中英文对照标注。不同高校对学士论文的格式、字数等方面的要求会有差异，学生必须根据培养学校的具体规定完成论文写作。

1. 文前部分

（1）题名。

题名即论文的题目，一般不称"标题"，因为标题既可以指题名，也可指层次标题，具有模糊性。题名用词要精，但不能一味追求字数少而影响题名对内容的恰当反映。题名不足以表达论文内容时可以增加副题名。学士论文题目首见于论文封面，同时在封面展示作者姓名、学号、培养单位、专业、指导教师、完成日期等信息。

题名与正文是相互促进的，可以先定题名、定主题，再写正文；也可以定下主题，写完正文后，再推敲题名。从题名到正文，从正文再到题名，需反复锤炼多次。

（2）摘要。

学士论文的摘要包括中文摘要和英文摘要，且中文摘要和英文摘要各自独立成 1 页，一般放置在论文正文的前面。摘要内容包含三部分，即研究的背景和目的、研究的内容和方法、研究的结果和结论，一般采用第三人称表述。摘要拥有与正文同等量的主要信息，即在不阅读全文的情况下，通过阅读摘要能够了解论文内容的要点。

（3）关键词。

标引关键词要从论文的主题分析开始，对文稿的内容和中心思想进行浓缩、提炼，选取出最能代表论文内容特征的词或词组。关键词是在论文写作完成后从论文的题名、各级标题或正文中提取，提取时要考虑关键词之间的内在逻辑性、关键词本身的意义、关键词与论文题目、正文内容的关联性等因素。一篇学士论文可选取 3~8 个词作为关键词，位置在摘要之后。

（4）目录。

目录是作者在完成论文定稿后，列明论文各组成部分的小标题和所在页码的简表，是论文各组成部分的索引。学士论文由于篇幅一般较长，内容的层次较多，整个理论体系较庞大、复杂，需要设置目录。学士论文的目录可依据具体情况设置一级标题、二级标题或三级标题。编写目录要准确、清楚和完整，即论文的标题、分标题与目录之间的对应关系准确，目录标注的页码清楚无误，正文的各级标题应在目录中完整呈现。学士论文的目录一般展现正文各级标题、参考文献、附录、致谢等。但须注意，摘要不应写入目录。

2. 主体部分

正文是学士论文的主体，是学士论文最重要的组成部分，是学士论文研究内容和成果的集中体现。

（1）引言。

引言是正文的第一部分，好的引言能激发阅读兴趣。引言的写作要素主要包括提出的问题、文献综述及研究的内容、方法、目的和意义等。学士论文的引言写作应开门见山、简明扼要，以交代清楚问题为原则。具体字数根据论文的内容和篇幅而定，一般为 200~600 字，引言字数太多会在整篇文章中显得"头重脚轻"。

提出的问题部分在于交代要研究什么，同时陈述所研究问题的背景和动机，论证所要研究问题的重要性，即回答为什么要研究这一问题。

提出问题的写法灵活多样，可以采用以下方法：

一是直接发问法。直接提出问题引入正题，问题的提出要明确、具体，问人之所未问更好，这样一开始便能引起读者的注意和思考，然后由发问引入自己所要讨论和研究的问题。

二是历史回顾法。由对历史上某个问题的回顾引入新的所要研究的问题，优点是线条清楚，使人产生探讨所提出问题的来龙去脉的欲望。

三是论战辩驳法。直接在行文中树立一个论战辩驳的对象，或直接挑战一个观点而引发对问题的探讨。

四是联系实际法。用现实生活中的事例作为提出问题的引子，从而引起人们对所研究问题的重视。

五是沙漏引入法。从广阔的社会背景开始，逐渐缩小到自己所要研究的现象或问题上来。这样既可以使读者从中了解到研究背景，又可以使读者了解研究的重要意义和价值。

六是平铺直叙法。如果以上几种提出问题的方法均不适合使用，或者作者不能运用自如，可直接在引言中提出问题，然后在后文论证。虽然在表述上可能略显呆板，但对于初写论文者，这也是引言写作中常用的稳妥方法之一。

文献综述的目的是说明研究问题的理论基础，为研究提供科学的论证依据。这部分的写作重点是讨论有代表性的相关（理论和经验验证）文献，条分缕析地陈述已有研究取得的成果和不足。引用前人的研究成果时，最好是在准确理解作者原意的基础上用自己的语言表述作者的观点，作为自己的论据，避免大段照抄原文，造成过度引用的问题。

研究内容是对所要研究的具体问题的陈述，确定研究的范围、对象、重点、难点，或表述研究的内容框架。

研究方法的表述应规范，可以对已知的方法进行改进，但不得自己杜撰。

研究目的是对研究的预期结果的陈述，即打算弄清楚哪些问题、解决哪些问题，提出何种对策、建议或理论观点、理论框架，实现何种创新和突破等。

研究的意义是陈述研究的理论意义和实践意义。这部分的写作重点是厘清研究设计思路，突出本研究的特色和创新点。

写完正文后，可以返回来对引言内容进行修改和完善。引言不是对开题报告的照搬，应特别注意引言的措辞，避免使用"选题的目的""选题的意义"这样的表述。

（2）材料与方法。

材料与方法部分如实陈述实验所用的材料，具体研究设计、测定指标及相应方法、整理及统计分析研究数据所用软件等，在写论文时可先写这一部分。在学士论文中，通常可将材料与方法同列一章，详细介绍实验使用的试剂、仪器，样品制备及检测方法，调研的对象和维度指标，资料收集和数据分析方法等。若论文研究内容较多，在制备不同条件下的样品时，使用的仪器与试剂有较大变化，需要各列成章，则材料与方法内容放入各章中分别介绍即可。但需要注意的是，在介绍常规仪器设备和通用的研究方法时，不要记流水账，否则有可能导致论文的查重率过高，无法顺利进入论文答辩程序。

（3）结果。

结果不是原始数据或记录的简单堆砌，而是研究所得数据、观察记录以及经过综合分析和统计学处理的结果。学士论文的结果部分可以尽量丰富、详尽，清晰阐述引言部分提出的科学问题，必要的时候可以采用表格、图形、照片等附件表达。如果结果的内容主题较多，可以划分主题，通过小标题将结果进行分类展示，有序呈现科研的客观规律以及科研设计的思路。

（4）讨论。

讨论部分最能体现学生的理论知识水平和逻辑思维能力，能反映研究问题的深度和广度，是相对较难写的部分。

一般来说，撰写讨论可从以下几点着手：

以研究结果为出发点，归纳、总结研究的主要发现，验证论文引言中提出的假说是否正确、研究的目标是否达到。

从研究方法的科学性、研究材料和研究对象的客观真实性、研究样本的代表性及数量的充分性等方面出发，重点讨论本研究相较于既往国内外同类研究的创新点、理论价值与实际意义等，对于和前人研究一致的结果则无需深入讨论。

全面、真实地阐明研究本身的设计、实验手段、实施过程或结果分析等的局限性，可能存在的偏倚及其控制措施，今后进一步研究的方向和有待解决的问题。

（5）结论。

结论是在文章结尾时对文章的论点、结果进行的归纳与总结。结论不应是引言的翻版或论文中各部分的机械总结，而是要与引言相呼应，是对整个研究结果讨论后的升华与凝练。如论文没有明显的结论，也可以在这里讨论经验教训，以便为后来的研究指出方向、提供思路。结论一般可逐条列出，每条单独列一段，可由一句话或几句话组成，文字简短，一般 300~500 字为宜，不用图表。

（6）参考文献和注释。

参考文献是撰写学士论文过程中借鉴、引用过的文献，一般列在正文的后面，是学士论文不可缺少的组成部分，也是作者对他人知识成果的承认和尊重。同时，参考文献是作为审查学士论文的一种参考依据，是指导教师和答辩教师了解学生阅读资料的广度，也是追溯相关研究观点和材料的入口。参考文献一般采用顺序编码制，也可采用著者－出版年制，但全文必须统一。引用文献前要阅读参考文献的原文，准确理解作者的原意，不能为了图省事而间接转引他人文献中的内容，防止出现以讹传讹的错误。

注释分为两类：一类是论文作者对文章中的一些字、词、句所作的解释、说明或补充，另一类是对引文的来源出处所作的说明。注释按其位置可分为脚注、夹注、尾注三种。学士论文一般采用脚注（注文放在加注页的下端）或尾注（将全部注文集中在文章末尾）。

学士论文按国家标准《信息与文献　参考文献著录规则》（GB/T 7714—2015）规定著录参考文献和注释。

（7）致谢。

凡对作者给予指导或协助完成学士论文工作的组织和个人都应表示感谢，如导师、其他教师或者同窗、师兄师姐、家人等。致谢时要尽量指出相应致谢对象的帮助与贡献，多用敬称，态度诚恳，表达出对曾给予帮助者诚挚的敬意。致谢应尽量言简意赅、周全得当、富有情感。

3. 附录部分

附录部分是论文主体的补充项目，根据论文需要决定是否使用。不宜放在正文中，但有参考价值的内容，可以以附录的形式置于论文末尾，例如样本、问卷、图表、范例等。附录给出了论文的附加信息，便于帮助他人理解论文内容。

二、研究型论文

（一）研究型论文概述

研究型论文即通常意义上的学术型论文，是指各专业技术领域的科研人员向学术期刊、学术出版社供稿发表或向学术会议提交的以报道学术研究成果为主要内容的论文。研究型论文的写作是科技成果的重要体现，是衡量学术研究者个人、机构、学科甚至国家科技水平高低的重要标志之一。科研人员针对某一学科发表的研究型论文的数量和质量，是他在某一学科研究中所取得的科研成果的重要体现。

（二）研究型论文的写作要求

1. 措辞严谨，科学客观

研究型论文不必讲求辞藻华丽，但要求思路清晰、合乎逻辑，内容务求客观、科学、完备，应尽量利用事实和数据说理。

2. 语言精练，明确具体

研究型论文要求语言明快，主题突出，让人易读易懂。科技论文应当以精确的词义和严格限定的概念进行叙述，对于事物的描述应挑选唯一能正确表达事物本质特征的词语，做到言简意赅、凝练文字。

3. 图文并用，设计合理

凡是用简要语言能够讲述清楚的内容，应用文字陈述，用文字不容易说明白或说起来比较烦琐的，可用图或表来说明。图或表要具有自明性，即图表本身给出的信息就能够表达清楚要说明的问题。避免用图和表反映相同的数据。

4. 引用规范，标注准确

引用的资料，尤其是引用他人的成果应注明出处。切忌用教科书式的方法撰写论文，对已有的知识避免重复论证和描述，尽量采用标注参考文献的方法。对用到的某些数学辅助手段，应防止过分注意细节的数学推演，必要时可采用附录的形式供读者选阅。

（三）研究型论文写作流程

研究型论文的写作包括确定选题、拟定提纲、撰写初稿、修改定稿等步骤。

1. 确定选题

选题是研究型论文撰写的第一步，选题即确定自己研究的课题，解决"写什么"的问题，明确研究的目标和范围，便于研究者更好地明确学术研究的目标和任务，有目的、有计划地开展学术研究，同时决定了科学研究的方法和手段。中医药研究型论文选题需与中医、中药相关。

2. 拟定提纲

在开始写作前拟定好提纲，是撰写出好论文的条件。提纲能帮助作者把材料组织成结构严谨的理论体系，提纲可帮助作者使论文的内容与形式统一、材料与观点统一，提纲可以帮助作者树立全局观念，做到内容服务于主题。需要注意的是，提纲只是研究型论文的粗略轮廓，在撰写研究型论文时可以随时依据所准备的材料、所要论述论点的需要对提纲做必要的调整或修改。

3. 撰写初稿

撰写研究型论文初稿要先抓重点，要有全局观念，构思好如何开头、结尾，论点与论据如何展开，各段落的大小标题如何安排，段落之间如何衔接。撰写初稿可根据拟定好的写作提纲安排，顺着提纲的具体思路写作，一气呵成；也可按照拟定好的提纲顺序，把文章内容分成若干个独立的部分，分部分地各个突破地写作，哪部分先考虑成熟，就先写哪部分，最后统筹连接成一篇完整论文的初稿。

4. 修改定稿

修改文章是撰写研究型论文必不可少的重要环节。一篇好的研究型论文都是作者长时间准备、全面搜集资料，不断地修改、调整而成的。修改初稿可以从两方面入手：一是修改篇幅和结构，考查文章内容是否很好地表达了文章的主题思想，论文结构是否合理，文章层次、段落的安排是否恰当。二是修改字句，要用最准确、精练的语言把文章的主题、论点、论据等表述清楚，准确、鲜明、生动地表达出论文的主题思想，整篇文章通顺流畅、简明精练。

（四）研究型论文写作内容

研究型论文一般由文前部分（题名、作者姓名及工作单位、摘要、关键词、中图分类号、文献标识码与文章编写）、主体部分（正文、参考文献）等组成。

1. 文前部分

（1）题名。

题名要求用最简洁、恰当的词组反映文章的特定内容。题名中应包括文章的主要关键词，同时应简短，尽量避免使用化学结构式、数学公式、不太为同行所熟悉的符号、简称、缩写以及商品名称等。一般来说，国内科技论文题名用字不宜超过 20 个，外文题名不超过 10 个实词。使用简短题名而语意未尽时，可借助副标题名以补充论文的下层次内容。

（2）作者姓名及工作单位。

作者姓名置于题名之下，独立占一行。中国作者的汉语拼音姓名，按照《汉语拼音正词法基本规则》（GB/T 16159—2012）来写，姓在前，名在后。工作单位应直接排印在作者姓名之下并写全称，不能简写。不同工作单位的作者，应在姓名右上角加注不同的阿拉伯数字序号，并在工作单位名称之前加上与作者姓名序号相同的数字，单位名称与省市名称之间应以逗号","隔开，整个数据项用圆括号"（）"括起来。投稿期刊有特殊要求的则遵循期刊要求。

（3）摘要。

摘要是以提供文献内容梗概为目的，简明确切地记述文献主要内容的短文。摘要中一般不用图、表、化学结构式和非公知公用的符号和术语。编写时应该客观、真实，切忌掺杂编写者的主观见解、解释和评论。

（4）关键词。

关键词是从论文标题和全文中抽选的最能代表论文主题的实质性词汇，一般给出3~8个。关键词的标引应在认真审读文献题名、前言、结论的基础上，对文献进行主题分析，然后选定能反映文献特征内容且通用性比较强的关键词。应首先选取列入《汉语主题词表》、MeSH等词表中的规范性词，尽量不用未被主题词表录入的新产生的名词术语。如确需使用，可用非规范的自由词标出。

（5）中图分类号。

为了给读者提供一个从文献的学科分类检索文章的途径，期刊编辑部一般都要求在论文的关键词之后提供一个文献中图分类号。文章一般标识一个分类号，对一篇涉及多学科的论文，可以同时著录几个分类号，把主分类号排在第一位，多个分类号之间以分号";"或"/"分隔。分类号应以"中图分类号:"或"［中图分类号］"作为标识。

示例：

中图分类号：R284/R285

（6）文献标识码与文章编号。

国家新闻出版署1992年发布并试行了《中国学术期刊（光盘版）检索与评价数据规范》，对入编《中国学术期刊（光盘版）专题文献数据库》的期刊提出了要求，每篇文章或资料应有一个文献标识码，并且规定了与每种文献标识码相对应的文献的数据项，即格式。文献标识码以"文献标识码:"或"［文献标识码］"作为标识。文章编号是由期刊编辑部审稿决定录用后给定的文章编号，如"文章编号：1001－4454（2013）06－1023－06"。

文献标识码共有5种设置，具体如下：

A——理论与应用研究学术论文（包括综述报告）。

B——实用性技术成果报告（科技）、理论学习与社会实践总结（社会科学）。

C——业务指导与技术管理性文章（包括领导讲话、特约评论等）。

D——一般动态性信息（通讯、报道、会议活动、专访等）。

E——文件、资料（包括历史资料、统计资料、机构、人物、书刊、知识介绍等）。

示例：

文献标识码：A

2．主体部分

（1）正文。

正文是研究型论文的核心组成部分。正文应充分阐明论文的观点、原理、方法及具体达到预期目标的整个过程，并且突出首创性。根据需要，论文可以分层深入，逐层剖析，按层设分层标题。正文通常占有论文篇幅的大部分。它的具体陈述方式往往因不同学科、不同文章类型而有很大差别，不能牵强地作出统一的规定。内容一般应包括材料、方法、结果、讨论和结论等几个部分。

（2）参考文献。

参考文献是现代科技论文的重要组成部分。它是反映文稿的科学依据和著者，尊重他人研究成果而向读者提供文中引用有关资料的出处，或为了节约篇幅和叙述方便，提供在论文中提及而没有展开的有关内容的详尽文本。参见《信息与文献　参考文献著录规则》（GB/T 7714—2015）主要文献类型的著录格式。

三、综述型论文

（一）综述型论文概述

综述型论文（Review），又称文献综述，是针对某一时期内的某一学术研究主题，通过对现有相关文献资料全面搜集、鉴别阅读、归纳整理分析，对所选研究主题的现状、成果和进展进行总结叙述，对该研究主题的前景进行展望和预测，对存在的问题进行评论剖析，并提出可能的解决策略或后续步骤等的科技论文。

综述型论文能反映出某一领域、某一研究主题在某个时期内的研究成果和进展情况，可以把该研究主题最新进展、新成果、新趋势比较全面地向读者介绍，使读者能快速了解该研究主题或领域的动态和当前研究的不足，找到自己感兴趣的研究方向。综述型论文可作为单独的论文发表，是学位论文中不可缺少的部分。此外，科学研究创新不能凭空产生，具有很强的传承性，文献资料是前人科研活动成果的总结与记录，是我们传承和创新该领域研究重要的借鉴，因此，进行文献综述也是开展科学研究之前的必要步骤。

（二）综述型论文的特点

综述型论文包括"综"与"述"两个方面的内容。所谓"综"，即为综合，是建立在全面收集现有文献资料的基础上，作者对现有的文献资料进行系统归纳整理、综合分析，去除不准确的资料，获得精炼、准确、可信度好和参考价值高的文献资料。所谓"述"，即为论述和评论，是对所写主题的现有研究进展进行系统深入的评述，即作者在整理现有文献资料的基础上，归纳出所选主题现有的研究成果、存在的不足，提出可能的解决办法和未来发展的方向等，为读者提供研究参考和思路。除了一般科技论文的特点外，综述型论文还具有以下特点。

1. 综合性

作者归纳整理现有研究文献，需要按照原文献的结果、观点、内容和逻辑顺序进行再次的概括和总结，横向比较国内外的研究情况，纵向比较不同历史时期的研究成果和特点，从而对所选主题的整体脉络进行把握，对文献做全面系统的综述梳理。一篇优秀的综述型论文能够及时全面地介绍有关主题的最新进展，读者阅读相关综述，可快速了解相关主题的发展概况、现有研究水平及今后展望。

2. 前瞻性

综述型论文还必须对该主题或领域的未来发展有所预见和展望，对存在问题提出可行的解决方法，用前瞻性的眼光来审视该主题或领域。通过阅读综述，可以发现前人研究工作中的空白、欠缺和不足。

3. 客观公正性

综述型论文包括"综合"和"评述"两个阶段。首先，作者在"综合"阶段，应严格遵守学术规范，做到尊重原文献的结果和观点，严禁杜撰、曲解、篡改和断章取义等学术不端的行为。其次，在文献收集时，既要引用与自己观点一致的前期文献，也不能规避与自己观点不符合的文献，要做到客观公正，反映所选主题研究的真实进展。在评述阶段，要求作者在客观陈述现有文献成果、观点和研究不足的基础上，发表作者自己的观点和评论，做到观点公正、准确独到，具有批判性和启发性。

（三）综述型论文的类型

根据原始文献资料数量和质量、归纳整理程度、写作组织形式和反映的学术水平高低，常见的综述型论文可分为归纳型、普通型和评述型三种类型。

1. 归纳型综述

归纳型综述是指作者根据某一主题，将搜集到的原始文献资料进行整理归纳，并按一定顺序和规则进行分类，使文献互相关联连贯，进而撰写的具有系统性和逻辑性的综述型论文。这类文献综述在一定程度上反映出某一主题当前研究进展和情况，"综"与"述"都采用原文的事实观点，作者的见解和观点比较少。

2. 普通型综述

普通型综述是指在该领域具有一定学术水平的作者，在全面搜集研究资料的基础上撰写的系统性和逻辑性较强的综述型论文。该类文献综述对原始文献进行归纳整理后，分析现有文献的现状和观点，最后表达出自己的观点、看法和倾向性。因而该类综述型论文对从事该主题或该领域工作的研究者有较强的指导意义和参考价值。

3. 评述型综述

评述型综述是指在该领域具有较高学术水平和造诣的专家，在全面搜集研究资料的基础上，对原始文献素材进行归纳整理、综合分析后，撰写的能反映当前该领域研究进展和发展前景的综述型论文。文章中，作者能对当前研究进展和研究观点进行点评和表达自己的意见，对现有研究不足提出一些相应可行的解决措施，对该主题或领域的研究前景提出展望。因论文论证严密，分析准确，有较多作者自己的见解和评论，故对该领域研究者有普遍的指导意义和启发作用。

另外，系统综述是近年来发展较快的一种综述型论文类型，系统综述针对某一具体问题或主题，通过全面收集相关研究资料，建立一定的规则和标准对文献进行筛选，采用一定的统计分析方法进行定性或定量研究，最终得出综合的结论。在分析研究结果时，最常用的方法是荟萃分析，也称 Meta 分析。较之其他综述型论文，系统综述在某个主题或问题的论证上用统计数据作为支撑，结果更有说服力。但是系统综述要求的工作量大，对统计学方面的知识要求较高。

（四）综述型论文的选题与写作流程

综述型论文的选题与写作大致遵从科技论文的选题与写作的一般流程。

1. 确定选题

选题是综述型论文撰写的关键步骤之一，选题要有创新和实用价值，内容最好是前人未涉及的，如果已有学者近期发表过相似综述，一般不宜重复。选题应针对近年来发展较快、内容新颖、知识尚未普及而研究报告积累较多的主题，或是新发现和新技术在我国有较大应用价值的主题。此外，所选主题应尽量和研究者自身从事的专业密切相关，或与研究者从事的领域交叉相关，或是作者即将进行探索或研究的主题。

2. 拟定提纲

综述型论文在写作过程中需要完成对大量原始文献的组织和运用，拟定一个结构良好、逻辑层次分明的提纲可以帮助作者厘清思路，早日成文。作者可以按照综述型论文确定的主题方向，把写下的文摘卡片或笔记进行整理，分类编排，然后根据阅读过的文献资料进行加工处理，列出提纲，决定先写什么，后写什么，哪些应重点阐明，哪些地方可以省略或几笔带过，哪些地方融进自己的观点，做到有纲有目，层次分明。

3. 撰写初稿

撰写初稿就是按提纲架构增添内容的过程。初稿需将要写的内容全部写出来，内容宁多勿少。因为在修改论文稿件时删去一些内容，要比翻阅原始材料来补充更为方便些。撰写过程中要注意条理清晰，说理透彻，论点论据齐全，重点突出，在引用他人成果时要注意引用文献的代表性、科学性和可靠性，应忠于原文内容，反映原文作者的观点和倾向，对相反观点也应列出。另外，撰写初稿时应尽量忠于提纲，不要偏题，如确有需要，可根据需要适当调整论文结构和补充相关内容。综述型论文常用写作手法有以下几种：

（1）以时间为序，对所研究课题不同阶段的发展动态进行详尽描述，纵向把握研究的发展轨迹，有重点地描述具有创造性、创新性的研究成果，而非简单罗列。此写作方法能很好地展现研究课题的发展脉络。

（2）以空间为面，描述和比较国内外某一领域不同观点，横向对比分析利弊，寻找差距。此写作方法对新理论、新技术有很好的借鉴、指导作用。

（3）以不同研究方向为线，以研究方法、结果、结论为中心，逐渐延伸，纵横交错，融为一体。此写作方法需注意条理的连贯性、文笔自然，需要作者有良好的归纳总结能力、写作能力。

（4）以某个学科领域为纲，以研究成果为目，进行交叉学科、专业技术等课题的研究。

4. 修改定稿

初稿写成之后，要认真阅读，仔细琢磨，反复推敲、修改。从初稿到定稿，内容、表达形式、层次安排、行文措辞等方面都可能需要经过多次修改。文不厌改，好的综述型论文大多经过反复修改，一般都要经过几次、十几次甚至数十次修改才能定稿，很少有一挥而就的。修改定稿可以自我审阅，自己进行修改，也可以请相关的老师或同行审阅，跳出自己的固定思维模式，征求更多的修改意见。无论哪种方式，都应尽量将论文修改得更加完善，力求做到主题明确、层次清楚、数据可靠、文字精练、表达准确。

（五）综述型论文写作内容

综述型论文的写作内容一般包括文前部分（题名、署名、作者单位、摘要、关键词等）、主体的正文部分（引言、本论、结论和展望）、主体的文尾部分、附录部分。综述型论文文尾与附录部分的写作遵从一般科技论文文末部分的写作，因此此处仅介绍综述型论文文前部分与正文部分的写作。

1．文前部分

（1）题名。

综述性论文的题名撰写遵从科技论文题名的写作要求，拟定的综述型论文题名要具体、明确，范围适当，切忌泛泛而谈。题名要能反映出论文为文献综述，题目可选用以下词语"……的研究进展""近十年……的研究进展""……的文献研究""近十年……的文献综述""A review of ..."等。

示例1：

题目：近十年中药注射剂药代动力学研究进展

（资料来源：刘远荣，詹淑玉，郑博鸿，等．近十年中药注射剂药代动力学研究进展［J］．中国中药杂志，2021，46（7）：1752－1762）

示例2：

题目：A review of traditional and current processing methods used to decrease the toxicity of the rhizome of *Pinellia ternata* in traditional Chinese medicine

（资料来源：Peng W, Li N, Jiang E, et al. A review of traditional and current processing methods used to decrease the toxicity of the rhizome of *Pinellia ternata* in traditional Chinese medicine ［J］. Journal of Ethnopharmacology，2020，299：115696）

（2）署名与作者单位。

综述型论文署名与作者单位的写作遵从科技论文写作要点的要求，需注意署名与作者单位的准确性、真实性。

（3）摘要与关键词。

和其他科技论文一样，综述型论文也应有摘要。为了国际交流，中文综述还应有英文摘要（英文文献一般只需英文摘要即可）。摘要部分可以在完成全文后再根据全文内容归纳，它是全文内容不加注释和评论的简要陈述。综述型论文的摘要需要说清楚本文的研究背景、目的、方法、结果和结论等相关内容。背景是该文献综述的研究背景，指该主题的发展脉络和情况；目的是指该文献综述要解决的问题和重要性；方法是指该综述文献收集方法、文献年代分布、文献归纳整理方法和文献分类原则等；结果和结论主要是指文献综述获得的研究结论以及该综述的意义。

综述型论文关键词的选取遵从科技论文关键词的选取要求，选取可表示全文主题内容信息的单词或术语，一个词只表示一个主题概念，不能使用简称或缩写，一篇综述型论文一般选取 3~8 个关键词。

示例 1：

摘要：名贵中药材疗效显著，但其产量低、价格昂贵，市场上出现了以假充真、以劣充优和掺伪等现象，严重影响其临床应用。中药质量是保证中药疗效的重要因素，目前常用的中药质量评价方法有理化检验法、薄层色谱法、气相色谱法、液相色谱法等。这些方法极大地保证了中药的质量可靠性，但也存在一些局限性，如需要对样本进行预处理和破坏性分析、需用专业仪器设备和检测方法、检测时间长、须配备专业的技术人员等。因此快速、无损、高通量的新型技术在中药质量评价中越来越受到重视，特别是以近红外光谱为代表的光谱检测技术得到了广泛的应用。本文从真伪鉴定、种类鉴定、含量测定、质量综合评价等方面综述了近红外技术在名贵中药材中的最新研究进展，并对其前景进行了展望。

关键词：近红外光谱；中药材；质量评价；定性分析；定量分析

（资料来源：黄志伟，郭拓，黄文静，等. 近红外光谱技术在名贵中药材质量评价中的研究进展 [J]. 中草药，2022，53（20）：6328－6335）

示例 2：

Ethnopharmacological relevance：*Areca catechu* L.（Arecaceae），widely distributed in South and Southeast Asia...

Aim of the review：The present paper aims to provide an up－to－date review on the traditional uses and advances in the botany, phytochemistry, pharmacology and toxicology of this plant. Furthermore, the possible trends and a perspective for future research of this plant are also discussed.

Materials and methods：A literature search was performed on *A. catechu* based on classic books of herbal medicine, PhD. and MSc. dissertations, government reports, the state and local drug standards, scientific databases including Pubmed, SciFinder, Scopus, the Web of Science, Google Scholar, and others. Various types of information regarding this plant are discussed in corresponding parts of this paper. In addition, perspectives for possible future studies of *A. catechu* are discussed.

Results：The seeds of *A. catechu* (areca nut) have been widely used in clinical practice in China, India and other South and Southeast Asian Countries. Currently, over 59 compounds have been isolated and identified from *A. catechu*, including... The extracts and compounds isolated from *A. catechu* have many pharmacological activities. These include including... Although arecoline is the primary active constituent of *A. catechu*, it is also the primary toxic compound. The main toxicities of arecoline are...

Conclusion：As an important herbal medicine, *A. catechu* has potential for the treatment of many diseases, especially parasitic diseases, digestive function disorders, and depression. Many traditional uses of *A. catechu* have now been validated by current investigations. However, further research should be undertaken to investigate the clinical effects, toxic constituents, target organs, and pharmacokinetics and to establish criteria for quality control for *A. catechu* — derived medications. In addition, it will be interesting to investigate the active macromolecular compounds and active constituents other than alkaloids in both raw and processed products of *A. catechu*.

Keywords: *Areca catechu* L; Areca nut; Botany; Pharmacokinetics; Pharmacology; Phytochemistry; Toxicology; Traditional uses.

（资料来源：Peng W, Liu Y J, Wu N, et al. *Areca catechu* L. （Arecaceae）: A review of its traditional uses, botany, phytochemistry, pharmacology and toxicology [J]. Journal of Ethnopharmacology, 2015, 164: 340−356）

2. 正文部分

（1）引言。

引言主要叙述综述型论文的背景和存在的问题，引出所要综述的主题和意义。具体来说就是引言应该交代该主题或领域的历史背景和研究进展、该主题的研究取得的成果和存在的不足、文献综述目的以及本综述能为其他研究者提供的帮助等。此外，在引言中还可以对该文献综述的结果和结论加以扼要、概括的介绍，便于其他研究者阅读、理解综述全文。需要注意的是，引言只是简要地交代上述内容，其篇幅在整篇综述型论文中所占比例不应过多，几百字即可。

示例：

……近年来，随着中药研究思路、技术和方法的进步……为了有助于了解中药注射剂的研究现状和发展趋势，本文纵观文献，对近十年来中药注射剂药代动力学研究进行综述，主要从基于分析技术的临床前体内经时过程、分布、代谢和排泄研究、中药注射剂组分相互作用的药代动力学研究、疾病状态对中药注射剂药代动力学的影响、中药注射剂与化药相互作用的药代动力学研究以及中药注射剂临床药代动力学研究这几个方面进行归纳总结，以期为中药注射剂的质量控制、产品开发及临床合理应用等相关研究提供参考。

（资料来源：刘远荣，詹淑玉，郑博鸿，等. 近十年中药注射剂药代动力学研究进展 [J]. 中国中药杂志，2021，46（7）：1752−1762）

（2）本论。

本论是综述型论文的主体部分，是对论题的展开。这个部分要求作者在全面系统归纳整理现有文献的基础上，按一定顺序和规则对文献进行分类，使文献互相关联连贯，具有很好的逻辑性。对于本论部分叙述的安排，方式灵活多样，可分为多个部分展开，每部分设置简短明确的小标题。每个部分的叙述可以按照写作大纲和写作手法以年代开始叙述，也可以按照内容和不同的论点开始叙述。此外，在本部分还应该对现有文献进行归纳提炼，最好能提炼出图表，以便于读者能快速提取出文献信息，增加论文的易读性。每个部分最好有对该部分内容的归纳总结，对当前国内外的研究现状进行评述，梳理出已经突破的问题、存在的不足以及争论的焦点。本部分应详细展开，篇幅在整篇综述型论文中所占比例最多，几千字到几万字不等。

（3）结论和展望。

此部分是在本论的基础上，总结出前述研究的结果、观点和不足，并对其原因进行分析，提出可能解决的措施和方法，可进一步提出自己的见解和观点，对所选主题进行展望。这部分主要是作者的总结分析部分，必须要坚持客观准确的原则，提出的观点要来源于现有文献资料，有理有据，切忌主观推理和过度发挥，不可妄下结论。值得注意的是，结论要和引言中的介绍相呼应，所提的见解和观点要简要具体，忌讳模糊晦暗，让读者能明确作者独到见解之所在。本部分应简明扼要，篇幅在整篇综述型论文中所占比例不宜过多，几百字到数千字即可。

示例1：

总结与展望

LTB4 是一种强有力的诱导剂和细胞趋附剂……大量的研究工作已经证明……但目前已发现的化合物在临床试验中均效果不佳，目前尚未有理想的药物上市。在 BLT1 结构报道之前，LTB4 受体拮抗剂的设计均为基于配体的药物设计，缺乏特异性，这可能是导致之前药物设计失败的原因之一。

……目前内源性配体 LTB4-hBLT1 的共晶结构……均已被报道。激动剂结合与拮抗剂结合的共晶结构对比发现……这是化合物发挥激动作用或拮抗作用的关键。此外，……为基于结构的 LTB4 受体拮抗剂的设计提供了基础。但是，由于……，因此，发现特异性的 BLT1 抑制剂仍面临一定的挑战。对 BLT2 的结构生物学研究将有利于进一步区别 BLT1 与 BLT2，发现理想的 LTB4 受体拮抗剂需要多学科的共同努力。

（资料来源：赵甜甜，沈珑瑛，潘显道，等. 白三烯 B4 受体拮抗剂的研究进展[J]. 药学学报，2022，57（10）：3133-3145）

示例2：

Conclusion and perspectives

In our present paper, we summarized... However, despite continued progress on various aspects of natural agents with protective effects against EC injury by activating Nrf2/HO-1 signaling, the development of new drugs for treating AS and other CVDs from these agents will require more detailed investigations in both preclinical and clinical venues.

First, some agents mentioned in our paper have only been assessed in preliminary pharmacological studies, and further studies on molecular mechanisms will be performed in the future... Second, there are not yet adequate data on the pharmacokinetics and clinical research of these reported natural extracts/monomers, and few studies on toxicity and its target organs have been reported...

Additionally，further clinical investigations are encouraged to evaluate the actual therapeutic effects of candidate drugs in humans. Last but perhaps the most important，CVDs commonly require a longer course of treatment，and oral medications remain the first choice for AS and other CVDs. However，most of the agents mentioned above，such as curcumin，exhibit low bioavailability from oral administration...

Collectively，our present paper provides updated information of natural agents with protective activities on ECs against oxidative stress by activating Nrf2/HO−1. We hope this review will provide some directions for the further development of novel candidate drugs from natural agents for the treatment of AS and other CVDs.

（资料来源：Zhang Q，Liu J，Duan H，et al. Activation of Nrf2/HO−1 signaling：An important molecular mechanism of herbal medicine in the treatment of atherosclerosis via the protection of vascular endothelial cells from oxidative stress [J]. Journal of Advanced Research，2021，34：43−63)

写作综述型论文正文部分时，应注意逻辑性和条理性。每个部分都应该有作者的总结归纳和见解，能客观反映该主题的发展动态、成果进展和存在的不足。注意各个部分之间的逻辑性和顺序，做好承上启下。前后联系可采用主次顺序、时间顺序、结构顺序或演绎顺序等进行展开和联系。必要时，将整理制作好的图表插入正文中，使论证形象化，便于读者能快速提取关键信息，有利于增加文章美观度和可读性。

3. 系统综述或 Meta 分析

系统综述或 Meta 分析是综述中比较特殊的一种，与一般的综述在结构上和写作中都有较大的差别。系统综述在撰写的过程中有一套完整的方法设计，这里仅做简单的介绍。其主要流程大致分为：提出需要研究的主题、制定合格文献标准（根据 PICOS 原则）、制定检索策略、文献检索、研究注册、文献筛选、评价方法学质量、提取资料、统计分析、解释结果、完成撰写等。

（六）综述型论文写作的常见问题

1. 罗列堆砌参考文献

综述部分仅仅是简单的文献罗列堆砌，看不出文献之间进行了归纳总结，各部分层次不明显，缺乏逻辑性，无法看出现有的研究进展是什么、作者需要解决什么问题。这种文献综述看起来很长，内容很多，其实读者从中获取不到有用的价值。

2. 缺乏评论和分析

文章仅仅对现有文献进行简单重复介绍，各个部分间有一定的联系和逻辑性，但是缺乏作者的观点和见解，缺乏对前期研究的优点、不足的批判性分析与评论，也缺乏对该主题领域未来发展趋势的展望，难以体现自己的研究贡献，学术价值不高。

3. 主题相关文献量过少，重要文献遗漏

有些综述型论文由于作者检索搜集文献方法不当，主题相关文献资料未查全或由作者主观喜好导致关键文献遗漏，造成文献综述不能全面系统反映研究现状，总结结论不可靠或有偏见，严重减弱文献综述的学术价值和科研参考价值。

4. 主观推测，故意突出自己研究的重要性

有些综述因为文献较少或者文献未查全，文献综述中大量篇幅均为作者主观推测和主观评述，难以反映主题的真实发展现状。此外，在有些学位论文中，毕业生为了突出自己研究的重要性，在文献综述中倾向性地漏掉或弱化某些前期重要研究成果，放大与自己研究相关的文献。这样的综述往往也带有偏见和主观性，降低了文献综述的学术价值和参考价值。

5. 综述深度不够

文献综述的深度是一个比较难解决的问题，与作者个人的写作经验、文献资料整理和理解程度相关。有些综述仅仅是把现有文献进行简单分析，逻辑性较弱，评论总结生硬，前景展望不够深入，表达方式上缺少图表的支撑，冗长、平淡、枯燥。

总之，要写好一篇综述型论文需要在文章设计、文献搜集、文献信息提取、正文陈述、总结评论等各方面都做到精益求精；需要在大量阅读文献的基础上，认真总结归纳，提取文献信息，科学合理、有逻辑性地陈述；需要有批判的思维和敏锐的眼光，对所选主题的研究进展和不足进行评论，展望未来的发展前景，为读者提供一定的思路和启发。

第六节　论文投稿与发表

一、刊物选择标准

（一）论文水平自我评估

一般来说，学术水平高的期刊对论文的质量要求也高。所以，客观地评估论文的质量是选择期刊的关键。因此投稿前需要从论文的贡献度、论文水平、学术性、创新性、重要性、有无开辟新的领域、新的突破、新的见解等方面作出客观、正确的判断，评估论文价值的大小及写作水平的高低。

（二）期刊报道范围

期刊有各自的办刊主题及读者对象，这就决定了其收录论文的主题范围及写作风格。投稿前可对拟投稿期刊的办刊主题和特色进行基本信息检索，查看论文是否符合期刊报道范围。

此外，不同的期刊侧重刊载的论文类型、论文分类不同，投稿时还需根据论文的类型选择目标期刊。

（三）期刊的学术地位和影响

期刊的学术地位和影响主要表现在收录论文的水平、期刊影响因子大小、是否被国外检索工具收录、是否为学科核心期刊、期刊编辑单位等方面。

（四）出版周期

出版周期指期刊的出版频率，投稿前应知晓期刊的出版周期。期刊的出版周期一般分为不定期刊、旬刊、半月刊、月刊、双月刊、季刊、半年刊、年刊等。半年刊、年刊出版周期较长，论文见刊时间较久，不定期刊出版时间不定，论文见刊时间也不定，需根据自身需求选择相应出版周期的期刊。

（五）出版论文容量

出版论文容量指的是期刊一期或者一年发表论文的数量。一般来说，同等条件下，尽量选择出版周期短、出版论文容量大的期刊。

（六）对作者是否有资格要求

某些期刊对作者有资格要求，例如职称要求、是否为研究生等。投稿前需了解该期刊是否对作者有资格要求，不具备该期刊作者资格要求的则建议不要投稿。

（七）版面费

学术论文被期刊接收后，有的期刊将向作者征收版面费。不同国家、不同的期刊对论文收取的版面费也不同。

（八）当前组稿倾向及论文时效性

一般期刊有年度出版计划、主题选择、专题出版及在某一段时间内倾向某些主题论文的情况，可通过查阅期刊近期发表文章目录、查找期刊年度计划等方式及时掌握期刊情况。对倾向性和时效性强的论文，应尽量投稿出版周期短的期刊。

二、稿件准备

（一）符合期刊投稿须知

每种期刊对稿件有着各自不同的要求，比如投稿内容、字体、字号、字数、页数、行距、标号、图表格式等。可通过阅读期刊的投稿须知来了解投稿要求，以下列举常见的投稿须知查询方法。

1. 现刊获取投稿须知

很多期刊会在期刊上刊载投稿须知，向读者详细说明投稿的具体要求和途径，因此，可到拟投稿期刊上寻找该期刊的投稿须知。

2. 网上获取投稿须知

（1）期刊官网获取投稿须知。对于有网站的期刊，一般在主页上会有投稿须知版块。

（2）从数据库中获取。中国知网、万方、维普等学术性数据库收录有众多的学术期刊，可在这些数据库中检索拟投的期刊，在期刊的详细信息主页上即可查看到期刊的相关信息，包括简介、稿约、征订启事、主要栏目等。

（3）使用通用搜索引擎。可在通用搜索引擎中用"期刊名"＋"投稿须知"或"稿约"的检索方式快速获取有用信息。

（二）投稿前认真核对稿件

投稿前再次仔细校核稿件：①是否按期刊要求的文字和图形处理软件存储了稿件，图片的大小、分辨率是否满足期刊投稿要求，图表是否均有简要说明且连续编号等。②拟投稿的期刊是否对署名有要求。③稿件是否满足期刊有关体例方面（编写格式和组织形式）的要求。例如，所有参考文献的著录项准确且完整无缺，参考文献的序号连续，每一个引证文献在参考文献目录中均需列出；研究项目的资金资助信息按期刊的习惯进行标注；作者信息是否满足期刊的要求等。④正文是否从标题页开始连续编页码，论文题名的字数、摘要的格式等是否符合期刊的特定要求。

三、稿件投出

随着学术期刊数字出版与传播的快速发展，期刊的投稿方式已经发生了巨大变化。目前大部分期刊使用邮箱投稿或者在线投稿系统收稿。邮箱投稿只需按照出版社的要求，把拟投稿件发送到指定收稿邮箱即可。在线投稿系统虽形式多样、界面风格各有特色，但总体功能相似，便于作者、编辑、审稿人联系与沟通，对于提高出版效率、降低出版成本具有非常重要的作用。

在线投稿时应注意的事项主要有：

（1）需在期刊投稿系统中拥有个人账号。在投稿系统注册以后，作者便拥有个人主页，主页通常分为投稿、查询已投稿件的状态、继续已经开始的投稿、传送修改稿、已录用稿件的出版阶段等。

（2）投稿时应严格遵循期刊的相关要求。按规定的程序填写或添加投稿信息，如题名、摘要、论文类型、建议的审稿人等。

（3）必须留下联系方式。投稿后有些期刊编辑会与第一作者或者通讯作者联系，故E-mail地址、电话等信息务必填写准确。

（4）确认无误后再投稿。期刊网页投稿支持暂时保存，故可以分多次完成投稿任务，在最终递交稿件前，投稿系统会与作者再次确认所填信息，一旦确认投稿，系统将不允许再修改。

（5）投稿成功后，作者通常会收到一份来自编辑或系统的确认函，作者可根据确认函提供的稿件编号跟踪稿件状态及与编辑联系，也可通过在线投稿系统查看稿件状态。

（6）当稿件需要修改时，编辑会通过邮件或投稿系统消息通知作者需要修改的细节，作者应该按照期刊要求，在规定的时间范围内通过指定的方式递交修改稿。

四、稿件审理及出版

（一）稿件评审

目前国内外科技期刊普遍采用三级评审制度：编辑初审、同行专家评审、编委会终审。

1. 编辑初审

编辑初审是指期刊编辑对分管专业或学科的论文稿件进行初步审查和评价。期刊编辑会核对来稿内容是否属于本刊的报道范围；稿件是否具有科学性和逻辑性，所述成果是否真实可靠；来稿与已发表的和拟发表的同类文稿相比是否有创新之处；核查论文是否缺页，图表是否齐全等，以决定是直接退稿、退修，还是送同行专家评审。

2. 同行专家评审

同行专家评审是经编辑初审后初步认为可能有发表价值的稿件送同行专家进行审稿。被期刊选中的专家评审人大多是处于本领域研究前沿的专家、知名学者，期刊影响越大，审稿人的学术水平越高。送审稿件由多名审稿人同时审稿，且多采用"双盲制"，评审专家和作者互不知晓对方身份。

同行专家评审的内容包括论文是否具有学术价值、社会作用、经济效益等；审稿专家主要从稿件是否具有创新性、科学性、真伪性和应用性等几个方面来判断稿件的学术质量和水平，审查论文的论据是否充分可靠、论点是否正确、研究方法是否科学严谨、研究方案是否可行、结论是否可靠、是否对已有问题提出了新的解决方案、有无发表价值等，指出稿件存在的问题、修改意见或明确给出退稿理由。

3. 编委会终审

编委会终审又称决审，指刊物的主编、副主编或有关学科编委根据编辑初审意见、同行专家审稿意见等对稿件做出全面评价，最后做出取舍决定。

（二）审稿结果及评审意见回复

期刊会将评审报告和编辑部对稿件的处理意见反馈给通讯作者和（或）第一作者。处理意见可包括以下情况：同意接受且无需修改；原则上接收，但必须根据评审专家的意见进行一些小修改；原则上可以发表，但必须作重大修改；先做修改，再重新审阅是否发表；拒绝发表。稿件不做任何修改即被期刊录用的情况比较少见，大多数情况下，作者收到的是改后录用、改后再审或退稿的决定。

1. 常见退稿原因

论文如果不符合期刊的需求会被作退稿处理，常见的退稿原因有：

（1）稿件内容与该刊宗旨和报道的专业范围不符。

（2）稿件质量差，缺乏科学性和创新性，无发表价值。

（3）稿件中资料有误，实验方法有明显缺陷，文章重复率过高等。

（4）期刊发表论文的篇幅有限。在影响因子、被引频次等评价指标的压力下，期刊刊登的论文力求优中选优，因此期刊编辑部会退掉一些虽符合发表要求但质量相对一般的稿件，以保持、提高期刊的竞争力及学术影响力。一般来说，刊物的知名度越高，"门槛"也越高，其退稿率也越高。

一般退稿时附一份退稿函，阐述退稿理由。当接到退稿函后，切勿心生怨怼，应仔细阅读，冷静思考相应的措施。对于退稿有以下处理措施：

（1）因稿件内容与该刊宗旨和报道的专业范围不符而退稿，可改投他刊，同时投稿前应检索目标期刊的办刊主题，以免再次投错。同时，还应按照目标期刊的要求对稿件格式进行修改。

（2）稿件内容的创新型、新颖性、研究深度等达不到该刊发表的要求，则应进一步分析审稿意见，以期今后的研究及论文能达到该刊的发表要求。

（3）若退稿原因涉及稿件存在资料有误、实验方法有明显缺陷等，不要径直将稿件改投他刊，而应认真弥补缺陷、修正错误，再继续投稿。

即使是全球知名专家，也无法保证投稿必中。因此，要以平常心看待退稿，绝不能因退稿而灰心。同时，也要扎扎实实苦练内功，打好基础，做好研究，不断提高论文质量。

2. 论文退修

一篇稿件经评审认为学术内容达标，但可能存在论证方面不足或编排格式还有不规范之处等，不能直接用于发表，需要退回作者修改，简称退修或退改。

收到退修通知后，要仔细阅读审稿人的修改意见，并按照意见逐一修改，在规定的时间内返回修改稿。返回修改稿时附寄修改说明信，对所有的审稿意见逐条回答。如果审稿人指出稿件中存在严重的问题且意见是正确的，就应该遵循审稿人的意见，对文稿、对修改意见进行全面审视和深入思考并修改稿件；如果审稿人或编辑的审稿意见有误，可坚持己见，但一定要在修改信中逐条给出充足的理由进行申辩。

（三）论文校对和发表

稿件在发表前期刊编辑会根据期刊体例对稿件文字进行排版，形成论文校样稿，期刊编辑会把校样稿发给作者再次核对。校核的目的是排除各种错误，以使最后发表出来的论文尽量完美无瑕。校对稿要求作者仔细校对后发给编辑部，校对之后的流程就是正式发表，因此作者一定要仔细阅改校样。

校样审核时应注意的事项有：

（1）首先以正常速度通读文稿，检查内容有无遗漏，然后再放慢速度，逐字检查，最好另请他人一同校对，以避免作者的习惯性错误。

（2）在错误处旁边的空白处做标注；对于易与英文字母相混淆的数字或符号，应加注文字说明；如改动多或标注不清时，应在空白处重新写出。

（3）不要对文稿进行改写、加写或重写。因为作者拿到的校样是经过编辑加工、准备发表的稿件，如果作者擅自对校样进行大幅修改，稿件可能再次送交同行进行评议。

（4）若需要增删参考文献，校改正文中一定要同时改动。

（5）最好使用国际通用的校改符号。

第六章　学术道德及学术不端

近年来，学术道德失范情况屡有发生，学术不端、学术腐败等不良学术风气严重影响着我国科研能力的增强，阻碍着创新型国家的建设甚至制约着科学技术的繁荣发展，所以，弘扬学术诚信精神，营造风清气正的学术生态是刻不容缓的。对于高校而言，应加强学术道德和学术规范教育，杜绝和防止学术道德失范行为的发生。对于大学生而言，应始终遵循学术标准，严守学术道德。

第一节　学术道德

学术道德是科学研究的基本伦理规范，是提高学术水平和研究能力、实现学术积累和创新的重要保证。学术道德对增强自主创新能力、促进学术繁荣发展具有不可忽视的重要作用。学术道德是人才培养的重要内容，与学风、教风、校风建设相互促进、相辅相成。学术道德是社会道德的重要方面，对良好社会风气的形成具有示范和引导作用。

在从事科学研究的过程中，应严格遵守全国人民代表大会常务委员会 2020 年 11 月 11 日公布的《中华人民共和国著作权法》、全国人民代表大会常务委员会 2020 年 10 月 17 日公布的《中华人民共和国专利法》、中国科协 2007 年 1 月 16 日七届三次常委会议审议通过的《科技工作者科学道德规范（试行）》等国家有关法律、法规、社会公德及学术道德规范。其基本要求主要包括以下几点。

一、尊重他人已经获得的研究成果

在学术活动中，必须尊重知识产权，对复制、改编或释译的材料给予正当使用。引用他人成果时应如实注明出处，所引用的部分不能构成引用人作品的主要部分或者实质部分。

二、尊重研究对象

在涉及人体的研究中，必须保护受试人的合法权益和个人隐私并保障其知情同意权。

三、整个研究过程要实事求是

在课题申报、项目设计、数据资料的采集与分析、公布科研成果、确认科研工作参与人员的贡献等方面，必须遵守诚实客观的原则。搜集、发表的数据要确保有效性和准确性，保证实验记录和数据的完整、真实和安全。对已发表研究成果中出现的错误和失误，应以适当的方式予以公开和承认。

四、实事求是合作署名

合作研究成果在发表前要经过所有署名人的审阅，并签署确认书。所有署名人对研究成果负责，合作研究的主持人对研究成果整体负责。对研究成果做出实质性贡献的有关人员拥有著作权。仅对研究项目进行过一般性管理或辅助的工作者，不享有著作权。合作完成成果，应按照对研究成果的贡献大小的顺序署名（有署名惯例或约定的除外）。

五、正确评价作品

在对自己或他人的作品进行介绍、评价时，应遵循客观、公正、准确的原则，在充分掌握国内外材料、数据的基础上，做出全面的分析、评价和论证。

六、不得利用科研活动谋取不正当利益

正确对待科研活动中存在的直接、间接或潜在的利益关系，不得利用科研活动谋取不正当利益。

第二节　学术不端

一、常见学术不端行为

学术不端一般是指违反学术规范、学术道德的行为，包括学术界的一些弄虚作假、行为失范的行为，也指某些学者在学术方面剽窃、抄袭他人研究成果，或恶意一稿多投等不良行为，常见于学术作品经过评审、编辑加工和复制后向受众传播的专业活动中。学术不端行为败坏学术风气、阻碍学术进步、违背科学精神和道德、违背真实诚信原则、阻碍科学和教育事业的发展，是损害学术科学严谨形象的丑陋行为和现象。

根据教育部《高等学校预防与处理学术不端行为办法》、《学术出版规范　一般要求》（CY/T 118—2015）、《学术出版规范　期刊学术不端行为界定标准》（CY/T 174—2019）等文件的指导和要求，常见的学术不端行为主要有以下几种类型。

（一）剽窃、抄袭、侵占他人学术成果

剽窃、抄袭、侵占他人学术成果，主要是指直接将他人或者已经存在的思想、观点、数据、图像、研究方法、文字等内容，不加引注或说明，而作为自己的原创想法及作品；或者没有完整规范说明后直接发表。过度引用他人已经发表的文献信息内容也被视为剽窃。剽窃、抄袭和侵占他人学术成果是目前最常见的学术不端行为。其表现形式

多种多样，如剽窃观点、剽窃数据、剽窃图像和视频、剽窃研究方法或实验方法、剽窃文字表述、整体大量剽窃、自我剽窃、剽窃未发表成果等。

（二）伪造或捏造

伪造或捏造是指编造不以实际调查或实验取得的数据或图像、伪造无法通过重复实验再次取得的样品、伪造不符合实际的研究方法和结论、伪造为论文提供支撑的资料或参考文献、伪造相关资助来源等。在提交有关个人学术情况报告时，不如实报告学术经历、学术成果，伪造专家鉴定、证书及其他学术能力证明材料等行为。另外，在申报课题、成果、奖励和职务评审评定、申请学位等过程中提供虚假学术信息，也属于伪造或捏造的学术不端行为。

（三）篡改研究成果

篡改是故意改变原本真实的数据和事实，使其失去真实性，例如篡改原始调查或实验数据、挑选增删原始调查或实验数据、修改原始文字记录、拼接或增删不同图像等，使其本意发生改变。篡改事实、数据的目的是获得"理想"的研究结果。

（四）署名不当

署名不当，即署名情况与对论文或著作等成果的实际贡献不相符。将对论文或成果涉及有实质性贡献的人排除在作者名单之外、将未对成果有实质性贡献的人列入作者名单、擅自在成果中加署他人姓名、虚假标注作者信息、作者排名不能准确反映实际贡献率等，都属于署名不当的学术不端行为。署名不当一般是由作者著作权观念不强或受权力和利益诱惑导致。

（五）一稿多投

一稿多投是指同一作者或同一研究群体中的不同作者，在期刊编辑和审稿人或其他出版单位不知情的情况下，试图或已经在多种刊物同时或相继投稿或发表内容相同、相近的学术论文。尽管一稿多投不一定会造成一稿多发，但一稿多投、一稿多发都属于学术不端行为，而一稿多投的学术不端行为更为多见。

需要注意的是以下几种形式的学术论文投稿之后被发表不属于一稿多投、一稿多发的学术不端范畴：在学术会议上做过口头的大会交流或以摘要或会议板报形式报道过的研究成果，但没有公开结集出版；对首次发表的学术论文研究内容充实了50%以上的数据；学术会议或科学发现的简单新闻报道。

（六）拆分发表

拆分发表，是将基于同一项实验、调查或研究的成果拆分成多篇其他的成果发表。拆分发表破坏了研究的科学性、严谨性、连贯性和完整性。

（七）成果买卖或由他人代写

成果买卖或由他人代写，主要是指在科学研究过程中，为达到获得学历学位、科研成果、评奖评优、职称申报等目的，采用金钱、权力等方式买卖成果、成果由他人代写或为他人代写成果。这种成果常以论文、著作等形式居多。

（八）违背研究伦理及学术伦理

违背研究伦理是指研究未按规定获得相应的伦理审批，研究超出伦理审批范围，研究存在伤害研究参与者、虐待有生命的实验对象的问题，泄露了被试者或被调查者的个人隐私，涉及研究中的利益冲突等。违背学术伦理，主要是指研究成果中涉及的研究未按照规定获得相应的机构许可；研究成果存在伤害研究参与者、违背知情同意原则的问题；研究成果违反保密法律法规或单位有关保密规定，泄露被调查者或实验对象的隐私；研究成果未按照法定或约定对所涉及研究中的利益问题进行有效说明。

（九）其他学术不端行为

其他学术不端行为如审稿专家学术不端行为、编辑者学术不端行为等。审稿专家学术不端行为主要包括违背学术道德的评审（如发现稿件的实际缺陷，但因为某些原因不做任何处理）、干扰评审程序（如故意拖延评审过程或以不当方式影响发表决定）、违反保密规定、违反利益冲突规定、盗用稿件内容、谋取不当利益等。编辑者学术不端行为主要包括违背学术和伦理标准提出编辑意见、违反利益冲突规定、违反保密要求、盗用稿件原文、干扰评审、牟取不当利益等。

二、学术不端行为的防范

防范学术不端行为需要从源头上规范学术行为，学术不端组织管理部门可从以下三方面开展学术不端行为防范工作：

（1）密切关注国家、地方、机构等对学术行为规范的法律条文，例如中共中央办公厅、国务院办公厅印发的《关于进一步加强科研诚信建设的若干意见》、教育部发布的《高等学校预防与处理学术不端行为与办法》和《关于严厉查处高等学校学位论文买卖、代写行为的通知》等，并认真落实、责任到位。

（2）各高校、科研院所、出版发行部门等必须建立健全学术期刊、学术成果的管理和预警制度及学术道德奖惩制度。对于模范遵守学术规范和学术道德的科研人员，要广泛宣传和表彰，在课题申报、职称评审、经费资助等方面给予鼓励。对于涉及学术不端行为的个人、机构等实施一票否决制，绝不姑息，视具体情况分别给予批评教育、撤销项目、取消晋升资格直至解聘等处理，触犯法律的，移交司法机关依法追究其法律责任。

（3）学术不端检测系统管理和应用。学术不端监测系统是一种实现对抄袭与剽窃、伪造、篡改等学术不端行为进行快速检测的全文比对数据库，常用于对论文质量进行评估，为审查论文提供技术服务，生成的检测报告可作为判断论文性质的相关依据。学术不端检测系统面向的用户群体不一，主要分为机构用户、个人用户等。通过学术不端检测系统，一定程度上可以减少学术不端行为的发生。但是，不宜以学术不端系统检测的结果作为修改标准而进行多次检测、多次修改。

学术不端行为的防范不能只靠组织管理部门的约束，科研工作者自身应提高思想认识，牢固树立学术道德意识，努力提升个人科研诚信道德操守，摒弃学术浮躁和功利主义，修炼诚信人格，做到经济诉求与道德价值追求的统一，将崇尚科研诚信内化为精神追求。

三、学术不端典型实例

实例1：山东某大学徐某某为通讯作者、王某某为第一作者发表了一篇论文。经调查，该论文存在篡改数据的行为。单位对徐某某作出如下处理：取消参加当年度评选评优资格，取消申请或申报科技计划项目资格5年，取消作为提名或推荐人、被提名或推荐人、评审专家等资格5年，暂停研究生导师招生资格1年。对王某某作出如下处理：撤销博士学位。

实例2：某大学附属医院吕某某为通讯作者、卜某某和吕某某为共同第一作者发表了一篇论文。经调查，该论文存在代写、伪造研究数据、违反科研伦理、一稿多投行为。对吕某某作出如下处理：取消晋升职务职称、申报科技计划（专项、基金等）项目、考核评优等资格5年，不予聘任教师职务，终身不得申请认定研究生导师资格，降低岗位等级一级。对卜某某（与另外1篇论文合并处理）作出如下处理：撤销急诊科副主任职务，取消晋升职务职称、申报科技计划（专项、基金等）项目、考核评优等资格7年，终身不得申请认定研究生导师资格，不予聘任教师职务，留党察看2年，降低岗位等级两级。对吕某某作出如下处理：取消晋升职务职称、申报科技计划（专项、基金等）项目、考核评优等资格5年，终身不得申请认定研究生导师资格，不予聘任教师职务，降低岗位等级一级。

主要参考文献

［1］韦剑锋. 科技论文写作与文献检索［M］. 天津：天津科学技术出版社，2017.

［2］姚养无. 科技论文写作基础［M］. 北京：国防工业出版社，2017.

［3］杨家燕，杨颖，汤伟. 大学生信息素养［M］. 成都：电子科技大学出版社，2014.

［4］张敏生. 信息检索与利用［M］. 西安：西安电子科技大学出版社，2018.

［5］郭倩玲. 科技论文写作［M］. 北京：化学工业出版社，2016.

［6］郭爱民. 研究生科技论文写作［M］. 2版. 沈阳：东北大学出版社，2016.

［7］梁福军. 科技论文规范写作与编辑［M］. 北京：清华大学出版社，2014.

［8］刘敏. 科学数据素养教育［M］. 镇江：江苏大学出版社，2020.

［9］林丹红，孙玲. 中西医文献检索［M］. 3版. 北京：中国中医药出版社，2021.

［10］孙平，伊雪峰. 科技写作与文献检索［M］. 2版. 北京：清华大学出版社，2016.

［11］高巧林，章新友. 医学文献检索［M］. 3版. 北京：人民卫生出版社，2021.

［12］林丹红. 中医药文献信息检索与利用［M］. 北京：中国中医药出版社，2016.

［13］刘川，侯艳，刘辉. 医药文献检索与利用［M］. 成都：四川大学出版社，2018.

［14］李红梅，胡箎. 医学信息检索与利用（案例版）［M］. 北京：科学出版社，2016.

［15］郭继军. 医学文献检索与论文写作［M］. 5版. 北京：人民卫生出版社，2018.

［16］孙思琴. 医学文献检索［M］. 北京：中国医药科技出版社，2016.

［17］乔晓强. 药学文献检索［M］. 北京：科学出版社，2017.

［18］陆伟路. 中西医文献检索［M］. 2版. 北京：中国中医药出版社，2016.

［19］孙玲. 医药信息检索［M］. 北京：中国中医药出版社，2019.

［20］姚中平，张善杰，李军华. 现代信息检索［M］. 上海：上海交通大学出版社，2019.

［21］桂晓苗，陈玉顺. 医学信息检索与利用［M］. 武汉：华中科技大学出版社，2020.

［22］王细荣. 文献信息检索与论文写作［M］. 上海：上海交通大学出版社，2017.

［23］赵鸿萍. 新编药学信息检索教程［M］. 南京：东南大学出版社，2016.

［24］李宁. 科技论文写作之道：学报编辑谈论文写作［M］. 北京：化学工业出版社，2020.

［25］顾笑迎. 大学生信息素养教育与论文写作［M］. 上海：华东师范大学出版社，2016.

[26] 刘璐. 大学生毕业论文写作 [M]. 上海：上海交通大学出版社，2016.

[27] 刘宏森. 如何有效开展青年研究：规范与论文写作 [M]. 上海：上海交通大学出版社，2022.

[28] 刘时容. 且为繁华寄书香：高校图书馆阅读推广理论与实务 [M]. 北京：新华出版社，2018.

[29] 高瑞卿. 阅读学概论 [M]. 长春：吉林教育出版社，1987.

[30] 郭欣萍. 读书方法与图书馆阅读推广 [M]. 北京：朝华出版社，2020.

[31] 胡继武. 现代阅读学 [M]. 广州：中山大学出版社，1991.

[32] 张育新，刘礼. 破解 SCI 论文写作奥秘：化工材料能源 [M]. 北京：化学工业出版社，2018.

[33] 程端礼. 程氏家塾读书分年日程 [M]. 北京：商务印书馆，1936.

[34] 田玉敏. 学习方法论 [M]. 南宁：广西人民出版社，1990.

[35] 赵琴，王开宁. 精妙阅读技巧 [M]. 广州：广东高等教育出版社，1998.

[36] 徐有富. 学术论文写作十讲 [M]. 北京：北京大学出版社，2019.

[37] 钟赣生. 中药学 [M]. 北京：中国中医药出版社，2016.

[38] 郑霞忠，黄正伟. 科技论文写作与文献检索 [M]. 武汉：武汉大学出版社，2012.

[39] 张言彩. 文献检索与毕业论文写作 [M]. 西安：西安电子科技大学出版社，2017.

[40] 刘晓华，王晓安. 教育硕士专业学位论文写作指南 [M]. 北京：高等教育出版社，2017.

[41] 靳娟. 管理类学术论文写作概论 [M]. 北京：北京邮电大学出版社，2017.

[42] 王永娟，左伟勇. 专业论文写作教程 [M]. 北京：科学技术文献出版社，2018.

[43] 孟庆仁. 实用医学论文写作 [M]. 郑州：河南科学技术出版社，2016.

[44] 王禾，武国军. 医学论文写作指南 [M]. 北京：人民卫生出版社，2016.

[45] 阎茂德，左磊，杨盼盼，等. 科技论文写作 [M]. 北京：机械工业出版社，2021.

[46] 刘振海，刘永新，陈忠才，等. 中英文科技论文写作 [M]. 北京：高等教育出版社，2012.

[47] Gastel B，Day R A. 科技论文写作与发表教程 [M]. 任治刚，译. 北京：电子工业出版社，2019.

[48] 黄军左，丁书江. 文献检索与科技论文写作 [M]. 北京：中国石化出版社，2019.

[49] 崔桂兰. 技论文写作与论文答辩 [M]. 北京：中国轻工业出版社，2015.

[50] 陈妙云，禤胜修. 应用型大学本科毕业论文（设计）写作教程 [M]. 广州：广东高等教育出版社，2018.

[51] 吴秀明，李友良，张晓燕. 文科类学生毕业论文写作指导 [M]. 2 版. 杭州：浙江大学出版社，2013.

［52］冯光明，蔡运记，冯靖雯. 经济与管理类毕业论文写作导论［M］. 北京：清华大学出版社，2013.

［53］陆琳，陶德胜. 现代应用文写作精编［M］. 南京：南京大学出版社，2010.

［54］高玲. 应用文写作［M］. 北京：化学工业出版社，2013.

［55］张林峰，黑飞龙. 医学研究生学位论文规范撰写指南［M］. 北京：化学工业出版社，2021.

［56］邹丽娟，张伟，傅金兰. 大学生毕业论文写作指导［M］. 长沙：中南大学出版社，2021.

［57］姚仁斌. 医学论文写作实用教程［M］. 合肥：安徽大学出版社，2010.

［58］柳宏坤，杨祖逵. 信息资源检索与利用［M］. 上海：上海财经大学出版社，2017.

［59］韩映雄，马扶风. 文献综述及其撰写［J］. 出版与印刷，2017（1）：64－69.

［60］翁鸿，王颖，李柄辉，等. 系统评价与 Meta 分析的类型及制作步骤［J］. 同济大学学报（医学版），2019，40（2）：248－253.

［61］张文杰，候云翔. 研究生学位论文文献综述存在的问题及指导研究［J］. 继续教育研究，2014（8）：47－50.

［62］蒋南. 大学生信息素养能力与教育探索［M］. 延吉：延边大学出版社，2020.

［63］毛丽珍. 英语科技论文写作与投稿［M］. 沈阳：沈阳出版社，2018.